病案实录：华西老主任讲"三高"与肥胖

罗雪琚 编著

U0245192

天津出版传媒集团

天津科学技术出版社

图书在版编目（CIP）数据

病案实录：华西老主任讲"三高"与肥胖 / 罗雪琚
编著 . -- 天津：天津科学技术出版社，2019.8
　　ISBN 978-7-5576-5851-9

　　Ⅰ . ①病 … Ⅱ . ①罗 … Ⅲ . ①高血压－防治②高血糖
病－防治③高血脂病－防治④肥胖病－防治 Ⅳ .
① R544.1 ② R587.1 ③ R589.2

中国版本图书馆 CIP 数据核字 (2019) 第 005445 号

病案实录：华西老主任讲"三高"与肥胖
BINGAN SHILU : HUAXI LAO ZHUREN JIANG "SANGAO"
YU FEIPANG

责任编辑：王朝闻

出　　版：天津出版传媒集团
　　　　　天津科学技术出版社
地　　址：天津市西康路 35 号
邮　　编：300051
电　　话：（022）23332399
网　　址：www.tjkjcbs.com.cn
发　　行：新华书店经销
印　　刷：天津印艺通制版印刷有限责任公司

开本 889×1194　1/32　印张 4.375　字数 90 000
2019 年 8 月第 1 版第 1 次印刷
定价：28.00 元

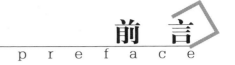

前 言

preface

　　中国是世界上人口最多的国家，共13亿多人。随着我国经济令世界瞩目的迅猛发展，人民生活水平普遍提高，高血压、糖尿病、高脂血症、肥胖及心脑血管病等疾病患病率日益增长。据报道，当今中国高血压患者近3亿；总糖尿病患病率和糖尿病前期患病率分别为9.7%和15.5%，据此推算，中国9240万成年人有糖尿病；中国肥胖者也远远超过9000万人，体重超重人数高达2亿。这些疾病及其并发症如冠心病、中风、慢性肾衰等为患者和其家庭带来巨大的痛苦，给家庭和国家造成极为沉重的经济负担，对国民健康造成极大的危害。为此作者撰写本书，希望对这些患者和他们的家属，以及医务工作者有所帮助。

　　本书特点：理论联系实际，列举50例病案的故事和诊治讨论，生动具体，简明扼要。我相信许多患者可在其中看到自己的"影子"，从而听取医生的劝告。针对当前"三高"疾病及肥胖患者以及医生最需要了解的问题，作者引用了自己多年收集整理的大量病例数据、珍贵的国际国内科研资料，并结合作者的临床经验加以讨论。故本书具有纪实性、实用性及警示性，不仅适合"三高"疾病及肥胖患者和他们的亲属阅读，而且也适合全科医生、社区医生、心血管专科医生以及医疗卫生管理者学习参考，以便普及和推广"三高"疾病和肥胖的防治工作。

衷心感谢天津科学技术出版社王朝闻责任编辑为本书出版给予的热忱支持和帮助！

四川大学华西临床医学院

华西医院，内科教授 罗雪琚

2017 年 11 日 28 日

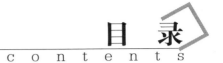

目 录
contents

第一章　生活方式与心血管病

一、"美味佳肴"应酬多，"三高""冠心"患病多

高血压、高脂血症、糖尿病、冠心病，这些病已是 21 世纪当今中国的流行病。笔者每次门诊都要诊治以下类似的病人；他们的生活和饮食习惯有许多共同点。

（1）男，71 岁，高级经济师，患"高血压"3 年，心电图"完全性右束支传导阻滞"10 多年，不看病，因心悸胸闷爱人催促并陪伴来看病。患者应酬 30 多年，每天午饭及晚饭多在宾馆吃饭，帮深圳老板拉关系做生意，说老板们常夜间打麻将，并抽烟喝酒。患者血压 170/86 mmHg，心率 84 次 / 分，超标准体重 10 kg①，血脂高，糖耐量减退；验血显示总胆固醇 6.8 mmol/L，甘油三酯 3.9 mmol/L，空腹血糖 6.2 mmol/L，餐后血糖 9.7 mmol/L；心电图显示完全性右束支传导阻滞，频发室性期前收缩。

（2）男，49 岁，某单位 ×× 科长。患者患高血压 4~5 年；

---

① 标准体重（kg）= 身高（cm）-105（kg 体重）

从小肥胖，近7、8年更加肥胖，超重37 kg（身高171 cm，体重104 kg）。患者饮酒10多年，自述："每天应酬饮酒最少半斤多，最多3斤多，可从早晨喝到晚上"。吸烟12年，一天10多支。胸闷痛2~3年，生气、上楼、快走时气短心慌。血压174/114 mmHg，心率54次/分，血甘油三酯5.4 mmol/L，血总胆固醇6.8 mmol/L，血低密度脂蛋白4.8 mmol/L，血糖6.8 mmol/L。心电图示 I、avL、V3-6 导联ST段下移，T波倒置。

这位患者应酬和饮酒的程度可谓惊人，令人不敢相信，但却是千真万确的事实。这种病人已经饮酒成瘾，这是极不健康的一种生活方式，也可说是一种极坏的、病态的生活方式，它严重地损害、腐蚀着人的机体和心灵，也严重地腐蚀、损害着社会的文明进步。饮酒有许多的危害，长期大量饮酒可引起酒精中毒性脑病（年龄不老就"稀里糊涂"）、酒精中毒性心肌病（可致心律失常、心脏扩大、心力衰竭，且无特效疗法）、酒精中毒性肝病（可致肝硬化）；饮酒还可诱发中风，所以已经有高血压、心脑血管病的人是不应喝酒的。

另外，超重和肥胖常伴胰岛素抵抗和代谢综合征，表现为高血压、肥胖、血糖异常和高甘油三酯血症的代谢综合征，被人称为"致命的四重奏"；肥胖、不活动、血脂异常、高血压、高血糖、吸烟，其中任何一项都是心脑血管疾病的危险因素；危险因素越多，发生心脑血管病的风险越高。

（3）患者男，50岁，某县某乡政府农技推广中心负责人。高血压4年，糖尿病2年，血脂增高，肥胖，超重7kg，吸烟

20多年，饮酒20多年，应酬每周2~3次，既往有冠心病心绞痛史，患者于2006年4月3日住院，冠状动脉装了三根支架，花了15万多元。

（4）患者男，44岁，某物流公司老总，发现高血压2年多，血压曾高达220/140 mmHg，肥胖，超重19kg，高脂血症，饮酒20年，可一次饮酒1斤半，近2年每次饮酒不到2两，自己开车，每晚应酬，2~3点睡至8~9点，每天只吃两顿，不吃早饭，但半夜1点要吃夜宵，一般为面、海鲜、小吃。2年前只服药一周即未再服药。验血结果：甘油三酯1.9 mmol/L，总胆固醇5.33 mmol/L，低密度脂蛋白3.85 mmol/L，血糖6.2 mmol/L。

"饭局"应酬多，高盐、高脂、高糖的饮食加上抽烟喝酒，显然是高血压、糖尿病、高脂血症和冠心病的重要原因，也是我国这些疾病不断增多的重要原因。我国人民生活水平提高了，好吃的"美食"比比皆是，但这些东西吃多了，就"吃"出了许多的疾病。所以健康的生活方式应该是尽量减少"饭局"，避免吃高盐高脂高糖的食物，戒烟、限酒，安排时间锻炼身体，注意保健。社会舆论和媒体也要大力进行相关的宣传教育。

二、　不健康的生活——疾病之根源

众所周知，高血压、高脂血症、糖尿病，即所谓的"三高"以及它们导致的心脑血管病（冠心病、脑卒中等）是当今中国最大的公共卫生问题之一。高血压、血脂异常、糖尿病是全球脑卒中、冠心病、肾脏病导致死亡的最重要的危险因素。

这些病患越来越多，且各个年龄段的病人都有，以下举例笔者曾在一周内诊治过的 20 多岁至 50 多岁的几个病例。

（1）男，21 岁，留学生，父亲陪同来看病，发现高血压 3 年，无不适。一年前病历记录身高 170cm，体重 75kg 现在体重 80kg。血压 146/110 mmHg，肥胖，血甘油三酯 1.73 mmol/L，血总胆固醇 5.48 mmol/L，血脂增高；心脏彩超示左房大，达 44 mm；肝肾功能正常，尿酸 442 μmol/L（增高）；心电图正常。此次寒假回国在公司实习，说："必须应酬，而且最好能喝酒。"说国外蔬菜水果很贵，牛肉最便宜，所以肉吃得很多，蔬菜吃得很少。

（2）男，35 岁，创业者，学信息专业，自创网络营销公司，患者身体无任何不适，因体检发现"有问题"，由母亲陪同来看病。患者每天都有应酬，均在晚上，说："不应酬不行，别人欠账不给"。血压 130/92 mmHg，血甘油三酯 1.8 mmol/L，血总胆固醇 7.8 mmol/L，血低密度脂蛋白 4.2 mmol/L，尿酸 520 μmol/L，血糖 5.85mmol/L，以上验血指标均增高；患者吸烟 10 多年，每天 2 包，饮酒 10 多年，每天可 3~4 两，父母均有高血压。

（3）男，38 岁，工程师，电力公司项目负责人，发现高血压 6 年，未重视，未治疗；吸烟 20 年，一天一包；饮酒 20 年，可一次 7~8 两；自驾车 2 年，经常出差，每天在外吃饭至少 1

次。父高血压，母糖尿病，患者身高 176 cm，体重 82 kg，超重 11 kg，血压 150/110 mmHg，心率 84 次 / 分，尿酸增高为 651 μmol/L。

（4）男，49 岁，×× 钢铁公司副总工程师，当领导 17 年，高血压 4~5 年，曾达到 180/130 mmHg，自述："只吃过 2 次药，一次 3 个月，一次 1 个多月，近 1 个月头昏才重视"，姐姐催促陪着来看病。他说："过去认为离死还早得很，身体没得啥子，吃药麻烦得很。"患者吸烟 30 多年，1 天 1 包多，饮酒 30 年，出门坐车 10 多年，从不运动，近十多年因为家在另外一个城市每天 3 顿饭均在外面吃，应酬每周 4~5 次。血压 212/130 mmHg。

（5）男，58 岁，×× 县 ×× 矿长，"干矿山"30 年，饮酒 30 年，3~4 次 / 周，以前可一次喝 2 斤，现 1 斤；吸烟 30 年，过去没看过病；心累 20 天，夜间气紧不能平卧，住县医院后好转。体检：肥胖，超重 20kg，血压 148/120mmHg，心率 90 次 / 分，心律不齐。心电图：心房纤颤，左室肥厚劳损，病人不记得服药的药名。

什么是健康的生活？健康的生活必有健康的生活方式，健康的生活方式必构建于健康的生活内容，我们的生活内容有些什么哩？吃饭、睡觉、工作、读书、娱乐、家务、运动等都是。怎样才是健康的生活哩？简单的概括就是：健康的吃、健康的睡、健康的心（态）、健康的（活）动。以上是一周之内信手拈来的病例，可见这类病人之多见，学生、工程师、生意人、各行各业的领导以及各级官员都有。这类病人的共同特点：应酬多，经常在饭店宾馆吃"美食佳肴"，出门坐车，很少运动或不运动，饮酒、吸烟，他们都患上了几乎相同的病：高血压、高脂血症、糖尿病或糖耐量减退、高尿酸血症，最后导致心、脑、肾的并发症。应酬多，经常吃的"美味佳肴"一般都是高盐、高脂、高糖的饮食。他们吃得很不健康。吸烟：有百害而无一利，是动脉粥样硬化、冠心病、癌症的重要致病因素。长期大量的饮酒：是导致酒精中毒性心肌病、肝病、脑病的原因。有人对病人说："你不会喝酒，你就不要当校长"，说："你把这酒喝了，我给你下 100 万元的订单"。中国青年报社会调查中心的一项调查显示：2030 名受访者中 98.1% 的人平时都有应酬，其中 37.1% 的人应酬很多；应酬最多的人群首先是单位领导，其次是公务员，第三是销售人员，各种会议、检查、视察、考核、接待、洽谈、协调关系等等，都要应酬。饭桌上的应酬常要喝酒、劝酒、敬酒，加上经常性的高盐、高脂、高糖饮食，怎么能健康？这样不健康的饮食习惯（甚至是一种社会风气）是引起以上疾病的重要根源。身体健康是人最宝贵的财富，"病从口入"是句至理名言，一定要讲究健康的饮食，才能有健康的身体。这些爱应酬的人睡眠一般都不正常，需熬夜打麻将。他们常常失去了正常的心态和健康的活动，有大量的时间应酬，却没时间锻炼身体，甚至没时间看病吃药。曾有一位年青的银行行长由亲属督促陪伴来看病，患高血压，他问我有没有吃一粒管 3 天的药，他忙得花几分钟吃药的时间都没有，或是嫌吃药占据了他宝贵的时间。不看病不吃药，以至于使疾病发展加重。总之，不健康的生活方式是疾病的根源，饭桌应酬和"劝酒、敬酒"之风对人的身体健康是极其有害的，是不良的社会风气，人们都要引以为戒。

三、　生活方式会影响心血管病的治疗效果

据报道"生活方式是心房纤颤不同治疗效果的关键"。2014 年曾有报道：根据 JACC（*Journal of the American College of Cardiology*，美国心脏病学会杂志）发表的研究，通过积极处理患者潜在的心脏危险因素，可明显改善房颤（AF）患者的长期预后。研究者随访了超过 149 例经导管消融术的房颤患者。在这些患者中有 61 例实施严格的危险因素 ① 管理方案，除了患者专科医生的诊治，此方案还要求患者每 3 个月到危险因素管理门诊随访。Adelaide 大学，皇家 Adelaide 医院第一作者 Rajeev Pathak，MD. 说："研究表明，在 5 年之后，经管理其生活方式和经危险因素管理方案的患者无心律失常生存率为 87%，而对照组则不到 18%。这是很重要的发现，它告诉我们改变生活方式与不改变生活方式以及是否控制潜在危险因素之间的巨大差别。本研究结果有助于提高人们对生活方式这个重要公共卫生问题的认识水平，同时告诉人们实施针对性的管理方案是可行的。本研究提醒医生应用合理的预防方案来减少疾病，而不是只着重于治疗。"[1]

---

① 危险因素包括体重、血压、血糖、血胆固醇、吸烟、饮酒，以及睡眠呼吸问题。

第二章　高血压

从门诊普通病例分析高血压发病率不断攀升的现状

　　2015 年 9 月中国高血压年会暨第 17 届国际高血压及相关疾病学术研讨会上，中国高血压联盟主席吴兆苏教授做题为"中国高血压防治概况"的主旨演讲，其中说道：最新调查数据显示，目前中国已有 3 亿左右的高血压患者，每年新增高血压病例达 1000 万。中国是卒中高发地区，高血压患者的卒中 / 心梗发病比例为 5∶1，因此治疗高血压的主要目标是预防卒中。中国人群属于高盐饮食群体，食盐人均摄入量为 10.5~12g/ 天，而且饮食结构具有高钠低钾的特点，高血压伴糖脂代谢异常或超重肥胖等逐渐增多。近年来中国人群中的高血压发病率在 24%~27%。中国人群中高血压知晓率、治疗率及控制率（高血压"三率"）已有显著升高，2015 年中国高血压"三率"已经分别达到 50%、45% 与 17%。吴兆苏教授总结道：中国经济的快速发展导致了国民生存环境的变化，加速了高血压和心血管病的发生和发展。高血压和心血管病已成为中国重要的公共卫生问题，如不采取有效预防措施，问题将变得更加突出。高血压防治工作的根本是预防，其中的重点是健康教育和社区防治计划，政府主导是这一过程中的关键所在，非政府组织和社区也将发挥重要作用，国际协作同样不可或缺。

2015 国际权威杂志 *The Lancet clinic* 刊文指出：高血压是全球疾病负担和全球死亡率的最大原因，在接下来的 10 年，其受累人群和患病率在世界各地还会增长。

因此，高血压不仅是个世界性的大问题，更是中国公共卫生的巨大问题。笔者从普通门诊病例探讨高血压发病率攀升的现状。

1. 女，53 岁，××县农民，儿子陪来，10 多年前发现高血压，收缩压曾达 180 mmHg，病人说："服了半年药，感觉好了，就停止了服药"。2015 年 9 月在新疆打工，摘棉花时昏倒在地，短暂意识丧失，坐起来好转，继续摘棉花。患者有时头昏头痛，于同年 10 月回老家，检查血压，收缩压达 220 mmHg，开始服用以下药物：美卡素、博苏、普伐他汀。患者不识字，喜吃肉和内脏。体检：一般情况尚好，较肥胖，体重超标准体重 9 kg。血压 152/80 mmHg，心界不大，心率 78 次 / 分，心律整齐，肺（－），肝脾未扪及，双下肢不肿；血总胆固醇 6.45 mmol/L，血甘油三酯 1.02 mmol/L，血低密度脂蛋白 4.11 mmol/L，血糖 5.46 mmol/L，肝肾功能正常。心电图未见异常，心脏彩超示左室舒张功能减退。颈部超声提示颈动脉有粥样硬化斑块。门诊诊断：高血压、高脂血症、动脉粥样硬化。

2. 男，81 岁，退休干部，女儿及女婿陪送来，本市某三甲医院已开住院证，让住院安起搏器，病人和家属有疑虑，故来就诊。主诉：心累 1 个月，腿肿 1 周。患高血压 20 年，很少看病，一直由老伴买药吃，问患者为何很少看病？答："因为过去没感觉"。患者从楼下走进诊室，从无头晕、黑矇、晕厥史。体检：肥胖，血压 120/40 mmHg，心界无明显扩大，心率 33 次 / 分，心律整齐，肝右季肋下 3 cm，脾未扪及，双下肢凹陷性水肿。在外院检查：血尿素氮，肌酐，光抑素 C 均显著升高，动态心电图：R–R ＞ 1.8 秒有 6000 多次，最长 R–R 达 2.4 秒。门诊诊断：高血压，病态窦房结综合征，心衰，肾衰。嘱患者即刻去住院，住院后患者安置了心脏起搏器并进行了血液透析治疗，患者不幸于半年后去世。

3. 男，61 岁，中学退休体育老师。自诉无任何症状，因妻患高血压，自测血压发现血压 190/130 mmHg，后因血压 232/110 mmHg 曾急症住院。他说"过去运动，退休后做家务，该吃就吃，该喝就喝"。吸烟 40 年，饮酒 6 年，每天 3 两白酒。心电图：ST–T 改变。心脏彩超：左房增大，室间隔及左室壁增厚。颈部超声：颈动脉粥样硬化斑块。

4. 男，26 岁，大学毕业，中学校长助理 3 年。发现"高血压" 3 年，"乙肝小三阳" 4 年多，母亲患高血压及乙肝。吸烟 4 年多，每天 2 包，有时饮酒，应酬每周约 3 次。患者说："工作压力大，每天工作从早晨 9 点，常加班到晚 12 点，因睡眠不足，常不吃早饭"。现服用代文及缓释倍他乐克。体检：较消瘦，血压 138/90 mmHg，心率 60 次 / 分，心律整齐，肺（－），肝脾未扪及，下肢不肿。BU：双肾及肾动脉未见异常，CT：双侧肾上腺未见异常。未见其他化验单。

有病人这样说："要吃得多，吃得好，免得害病，吃得起，看病看不起，所以我很爱吃，很能吃"，"辛辛苦苦挣了钱，就要吃好，穿好，就要吃喝玩乐"。有许多人说："人活着就是为了吃"，更有许多人认为多吃肉就是营养。有一位肥胖并且"三高"（高血压、高脂血症、糖尿病）的患者多年间来看过几次病，最近一次是体检发现甲状腺癌手术后（肥胖不仅是"三高"及心血管疾病的危险因素，也是肿瘤的危险因素！），尽管我每次都劝告他生活饮食须注意的事项，要求他认真控制饮食减轻体重，但是每次来都照样吃照样胖，我忍不住问他"吃更重要还是活更重要？"他坦然回答："吃更重要"。

⇨ *讨论*

据有关资料和临床经验显示："三高"疾病（高血压、高脂血症、糖尿病）及冠心病已成 21 世纪中国的流行病，公司老板、企事业高管、官员、销售人员为高发人群，现如今，上述病例在普通老百姓、农民、农民工中发生率也很高，类似的病例不胜枚举。尽管中国高血压联盟、各类防治研究机构等做了大量的工作，政府花了大量的金钱用于医保和社区防治，网站和书店有关"三高"疾病的书籍很多，有些省市电视台也有健康讲座，但发病率仍然不断攀升。为什么？怎么办？不妨从上述病例讨论如下。

（1）每个病人的耐受性、敏感性是很不一样的。故须普查并跟踪防治。

许多高血压病人血压很高却无感觉，有的稍高一点就头昏，有的病人一分钟2~30个期前收缩无感觉，有的有1个期前收缩都感觉。例2患者患高血压20年，已经有许多严重的并发症，心率33次/分了，才感觉到症状1个月。说明只靠自我感觉非常不可靠，患了高血压就要认真看病，医生有责任叮嘱病人。高血压防治的工作需要推广到最基层，包括农村。中国有13亿多人口，高血压患者就占了3亿，多么繁重和艰巨的任务！但是，从大城市到农村乡镇都有医疗机构和医生，这些部门和医生们都须要担当起高血压防治的责任来，各级医疗卫生管理部门更要有所担当。

（2）文化和科学知识的匮乏。

不仅是没读过书的农民，连许多公司老板、企事业高管、官员、销售人员等受过"高等教育"的人也不知道健康的基本知识或知道却不践行。许多人都知道"三高"疾病和高盐、高脂、高糖饮食有关，但仍热衷高盐、高脂、高糖的"美味佳肴"，嗜好抽烟、喝酒、"饭局"应酬、吃喝玩乐"享受生活"。上述4个病例，除了例1患者文化水平较低，其他都是知识分子，甚至有两人是教书先生，却连常见病的基本知识都没有，例4已经是个慢性乙肝患者还继续抽烟喝酒，不怕患肝癌的后果。反映文明和科学知识是多么的匮乏！

（3）观念的谬误。

"人活着就是为了吃"，"辛辛苦苦挣了钱，就要吃好，穿好，就要吃喝玩乐"，吃比活更重要：这样漠视生命！。经济高速发展，人们的生活水平提高了，要吃好、穿好没错，甚至"吃喝玩乐"也没错，问题是怎么吃，大吃大喝、奢侈享乐是应该反对的。人们不仅需要物质享受，也需要精神文明。一个国家一个民族的兴旺发达不仅需要强劲的经济实力，也需要高度的精神文明和道德风范，如果一个国家、一个民族许多人的生活目标（"美好生活"）就是"吃喝玩乐，物质享受"，那是很可悲的，那只意味着愚昧和落后。

（4）建议各种媒体和各级医疗卫生机构多多宣传科学卫生知识，各级教育机构包括大学、中学、小学、幼儿园多多进行科学卫生教育，总之，提高人民的文明素质和科学卫生知识水平，不断改革改良社会风尚，普及健康的生活方式，才能从根本上减少"三高"及心血管疾病的发病率。

医疗卫生是我国国计民生中十分重大的问题，病人越来越多，开销越来越大，花费了大量国家和老百姓的钱。如不注意提高全民科学卫生素养，不普及健康的生活方式，不从预防着手，很多钱是被浪费掉的！

二、 高血压病人的诊断书吓坏了病人

×××，男，44岁，干部，主诉：口齿不清半月多。12月28日晚饭应酬时饮酒半斤，突觉说话不清楚，"舌头打不转"，11点多上床睡觉，一夜未入睡，觉右臂发麻发胀并软弱

无力，次晨打电话时说话，对方听不明白，发短信发现右手不能写字，约12点到地区医院就诊，脑CT检查：腔隙性脑梗死，经住院治疗5天后转成都住院，症状好转，今日出院，但仍觉口齿不甚清楚。自述"过去每年体检，血压不高，无胸闷胸痛，未发现有何疾病"。吸烟28年，每天2包，饮酒28年，最多可一次1斤半，应酬每周至少2、3次，出门坐车，从不锻炼。体检：明显肥胖（身高175 cm，体重100 kg，超重30kg），一般情况尚好，说话稍缓慢，四肢活动正常，血压180/110 mmHg，心界不大，心律齐，心率60次/分，肺（－），腹型肥胖，肝脾未扪及，双下肢不肿。病人带来一张出院诊断书"高血压，3级，极高危，腔隙性脑梗死。"病人说："我看到'极高危'，好紧张啊，魂都给我吓掉了，问医生是很危险吗？医生也不解释。"嘱家属去将住院期间各种检查结果复印带来：血总胆固醇6.01 mmol/L，甘油三酯2.61 mmol/L，低密度脂蛋白2.6 mmol/L，高密度脂蛋白0.81 mmol/L，血糖6.1 mmol/L，尿酸476 μmol/L，肝、肾功能正常。饭后2小时血糖为7.6 mmol/L，查心电图：Ⅱ、Ⅲ、avF、V_5、V_6导联T波平坦。患者是一个腹型肥胖而且"三高"的患者。

⇨ 讨论

（1）经常看到"高血压，3级，极高危"这样的出院诊断书，四川各地和成都许多医院的出院诊断书都这样写，甚至从新疆、海南、云南、贵州来的病人的出院诊断书也这样写。"极高危"这几个字都给病人和亲属带来莫大的精神刺激和负担，有的病人因惶恐不安一天测量十几次血压，半夜起来量血压，有的病人因血压高不停地给自己加药，有的病人稍有不适即觉得心脏病又发作了，觉得随时受到死神的威胁。"极高危"这几个字写得合适吗？《中国高血压防治指南》对高血压的危险分层是写给医生掌握病人病情便于更好诊治病人，并未要求医生写在诊断书上，而且《指南》危险分层中有"很高危"，并无"极高危"之形容词。因此，我认为写这几个字是不恰当的，医生治病救人，须给病人以安慰、鼓励、解释和指导，不宜因语言不当给病人造成精神压力、心情紧张和焦虑不安会增加疾病。故建议不要在诊断书上写这几个字。病人也不要为这种不当的形容词恐慌。

（2）此患者除患高血压、腔隙性脑梗死，还有血脂异常、糖耐量减退、高尿酸血症、严重肥胖。高血压、血脂异常、糖耐量减退、肥胖、吸烟、缺乏体力活动、高尿酸血症，这些都是动脉粥样硬化和心脑血管病的危险因素，危险因素越多，发生心脑血管意外的危险越大，因而这位患者年仅44岁就发生"脑梗死""冠心病"，真可说是必然的后果了。而这些问题都与"吃"有关，经常"应酬"，摄入高盐高脂高糖饮食，抽烟，喝酒，是十分有害的、不健康的生活方式，也是他患病的重要原因。这位患者的生活方式及其所患疾病很有代表性，相当多见，随着我国经济快速发展，人们生活水平不断提高，以上问题越来越多，应引起社会各方重视，引以为戒。

三、 关注高血压患者的饮食

　　饮食对健康的影响极大，高血压患者的饮食也是一个至关重要的问题。有关饮食对血压的影响以及高血压患者应进食什么样的食物已有许多的文章和报告。我国各地每年均有许多有关高血压防治的会议，包括各种"高峰会议"，几乎都是谈论的药物治疗。也有一些医院和社区组织一些针对病人的有关疾病防治的讲座，但涉及饮食的却也寥寥无几。高血压这个三高（高发病、高致残、高致死的隐性杀手）又三低（低知晓率、低治疗率、低控制率）的罪魁祸首，为何发病率不断攀升而控制率又如此之低？因素甚多，其中一个非常重要的原因即为饮食不当！对饮食重要性认识的缺失！因此，认真并且密切关注高血压患者的饮食是我们每一个医务工作者、每一位高血压患者和他们的家属以及广大的媒体的神圣职责，这里不谈大道理，仅举一些典型病例并讨论如下。

　　例 1：高血压病人一边吃泡咸菜一边吃降压药，降压难奏效

　　患者，女，48 岁，平昌县（距成都 200 多公里）农民。主诉：高血压 3 年，头昏心累 2~3 年。服寿比山一天 1 片已 1 年，血压仍高，今晨未服药。体检：较肥胖，身高 153 cm，体重 57 kg，按简易计算法标准体重为 48 kg，超重 9 kg；血压 170/96 mmHg，心率 78 次 / 分，心律整齐，心尖部 2 级收缩期杂音；肺部及腹部（—）。询问饮食习惯，病人说："从小吃泡咸菜，顿顿吃泡咸菜，自己泡的青菜头、蒜薹、黄瓜，嘴巴淡、不想吃油，吃了泡咸菜可以多吃两口饭，离了泡咸菜就不想吃饭了"。又说："一顿吃一盘，一天3盘，一顿一家人要吃半斤到1斤泡咸菜，乡坝头家家有泡咸菜"。验血：血糖5.99 mmol/L，甘油三酯1.46 mmol/L，总胆固醇4.85 mmol/L，低密度脂蛋白胆固醇3.06 mmol/L。

⇨ **讨论**

高盐饮食可以使血压升高，并且使降压药物的疗效减低。血浆中钠盐增多可使血容量增多，并使血管壁细胞肿胀，使血管壁对升压物质如内皮素、血管紧张素Ⅱ等的敏感性增高，从而增加血管内阻力。

因此，高血压患者应吃低盐饮食，凡是含盐多的食物都不要吃，比如：泡咸菜、豆瓣酱、豆腐乳、酱腊肉、卤菜卤肉、盐腌食品等，菜和汤里也要少放盐、味精和酱油。低盐饮食是高血压十分重要的基础治疗。如果不注意，就要白花许多医药费。据研究报告，高血压患者的味觉神经由于退行性变而觉饮食无味，大多喜欢吃咸的食物，因此要加强对病人的健康教育。2006年美国心脏病协会（AHA）发布的《饮食方法防治高血压》中建议人们应尽可能多地减少盐的摄入；理想情况为减至每天1.5克钠，或3.8克氯化钠（盐）。

医生不能只管开药，更不能几分钟打发病人，不了解、不指导病人的生活饮食习惯，也是治不好病的。

例 2：10 多年服用 3 种降压药，每天两顿泡咸菜

患者，女，62 岁，成都某学院老师，高血压 10 多年，肥胖（身高 155 cm，体重 60 kg，超重 10 kg）、高脂血症，冠心病。服依贝沙坦半片（75 mg），1 天 1 次；尼群地平 10 mg，1 天 2 次；倍他乐克 12.5 mg，1 天 2 次，服药史有 10 多年。另外服"天曲"一天 4 片（自费，一月要 300 多元）。与此同时，天天早、午饭吃泡咸菜。血压 140/94 mmHg、心率 74 次 / 分、肺（−）、腹（−）。

▶ *讨论*

（1）尽管是位高等院校的老师，但她不懂得高血压严格低盐饮食的重要性，一边吃着 3 样降压药，一边每天吃两顿泡咸菜。两顿泡咸菜里的盐量不少，如果这位患者没有吃这么多盐，很可能她并不需要长期服用 3 种降压药。

（2）多吃盐的害处不仅是增高血压，还会使患者对降压药的敏感性降低，而且因为血压增高、血容量增加和血管阻力增加，心脏负荷也会增加，可以诱发和加重心力衰竭，而心力衰竭是高血压患者主要的死亡原因之一。

例 3：不仅"吃得焦咸"而且还吃肥肉和油汤

患者，女，60 岁，退休职工，高血压 4~5 年，服复降片 1 天 3 次，每次 2 片，已 4~5 年。糖耐量减退：空腹血糖 4.9 mmoL/L，饭后 2 小时 10.79 mmoL/L。肥胖：身高 155 cm、体重 72 kg，超重 22 kg。并患冠心病，窦性心动过缓，心率

56 次 / 分，病态窦房结综合征，3 年前晕倒一次，Holter 检查 24 小时心电图，有窦性停搏 640 次大于 1.5 秒，最长 2.4 秒。她说："肥肉、油汤她都吃，舍不得丢，倒了可惜""吃得焦咸（四川方言：很咸的意思）"，高血压 4~5 年，一直服复降片不看病。

⇒ 讨论

（1）高盐高脂饮食的后果：不仅须服大量的降压药，而且导致身体肥胖和许多其他疾病。本例患者超重 22 kg，肥胖是一个十分重要的危险因素，它会增加以下疾病发病的风险：高血压、2 型糖尿病、血脂异常、冠心病、脑卒中、骨关节病、胆囊炎、胆结石、睡眠呼吸暂停综合征及某些癌症。本例患者兼有肥胖、高血压、高脂血症、糖耐量减退，已构成代谢综合征的诊断，因此导致冠心病、病态窦房结综合征的后果，病态窦房结综合征患者须要安置人工心脏起搏器，是一笔很大的开销。

（2）复方降压片一天服 2~3 片无明显副作用，但长期大量服用，如一天 6 片就可能有副作用。4、5 年不看病的后果：不能及时发现合并的其他疾病，不能得到及时和正确的治疗，就会使疾病继续发展加重。

例 4：高级工程师，有高血压、高脂血症、高血糖，天天吃排骨汤或炖汤

患者，女，57 岁，高级工程师，肥胖，超重 12 kg，有高血压、糖尿病、高脂血症、冠心病。自述：2、3 年前空腹血糖

"12 点几"（mmol/L），有一次查为"5 点几"，就以为没糖尿病了，已一年多未吃药。她说："饭后 3 小时就饿，就必须吃东西（玉米糊），早 5 点一次、11 点一次、下午 5 点一次，否则头晕手软，拿不稳东西"。老伴说："你心肌缺血，要吃好点"，所以天天吃排骨汤或炖汤。检查：空腹血糖 9.9 mmol/L，饭后 2 小时血糖 16.5 mmol/L，总胆固醇 6.5 mmol/L，甘油三酯 2.9 mmol/L，低密度脂蛋白胆固醇 4.4 mmol/L，血糖、血脂均升高。

讨论

（1）生活饮食习惯和疾病关系密切，即所谓"病从口入"。有些病人把头昏、"脑供血不足"或冠心病的"心肌供血不足"误认为是营养不足引起供血不足，因而加强营养，实则过分"营养"，造成或加重以上的疾病，是应引以为戒的。

（2）空腹血糖正常不等于就没有糖尿病，有些糖尿病患者空腹血糖很正常，但饭后血糖很高，也是糖尿病。有糖尿病家族史的人、肥胖的人尤易患糖尿病，对他们不仅应检测空腹血糖，还应查饭后 2 小时血糖。凡是糖尿病患者或糖耐量减退的患者均应终身控制饮食，并应定期到医生处诊治，以免延误治疗。

（3）高血压患者常合并多种危险因素如高脂血症、糖尿病、肥胖等，危险因素越多，发生心脑血管并发症的危险就越高，故应定期检测这些危险因素并同时治疗这些危险因素，才能有效防止心、脑、肾的并发症。

例5：男，53岁，××局长，心累1年。血压140/90 mmHg，心率72次/分。有风湿性心脏病、主动脉瓣关闭不全、心房纤颤。高血压1年，吸烟20多年，饮酒30多年，4~5次/周，开车10多年。应酬很多，肥胖，超重20 kg（高171 cm，重86 kg）。

例6：男，50岁，某集团总裁，有高血压、高脂血症，肥胖，超重12 kg，血压160/100 mmHg，有时心悸，他说："中医摸脉说我心脏骤停"，爱吃炖汤，每天在外面吃饭，至少1天1次，已十多年。

⇨ *讨论*

应酬是个重要的危险因素，生意人们成天忙于工作和应酬，少不了要在宾馆或餐厅吃高盐、高脂、高糖的"美食"，甚至抽烟喝酒。我国人民生活水平提高了，"好吃的"美食到处皆是，这些东西吃多了，高血压、高脂血症、糖尿病、肥胖的患者也越来越多，真可谓是"吃"出了许多的疾病。所以健康的生活方式应该是尽量减少"饭局"上的应酬，避免吃高盐、高脂、高糖的食物，戒烟、限酒，抽时间锻炼身体，注意保健。

这样的病例真是太多了，不胜枚举，比比皆是，天天都有，足见我国国民生活方式、饮食内容以及文化、健康知识贫乏诸多方面存在问题的严重和广泛，我们必须密切关注预防，密切关注有关饮食的宣传教育，才能使高血压在人群中得到进一步有效的控制。

四、 低盐饮食对高血压患者非常重要

据报道在我国现已有近 3 亿人口患高血压，这个"三高"（高发病、高致残、高致死的隐性杀手）又三低（低知晓、低治疗、低控制率）的罪魁祸首，为何发病率不断攀升而控制率又很低？因素甚多，其中一个非常重要的原因就是饮食不当和对饮食重要性认识不足。高血压的发病与饮食密切相关；高盐、高脂、高糖的饮食，喜欢应酬的生活方式以及它们导致的肥胖是高血压发病率增高的重要原因。因此，要战胜高血压，首先要、也必须要从改良饮食习惯和生活方式做起。

随着我国经济的快速发展，人民群众的生活水平也在不断提高，好吃的"美食"到处都有，成为许多人生活的"享受"，甚至成为爱好、追求和习惯，有不少人甚至天天顿顿在饭馆进餐；生活和工作节奏加快，各种快餐和加工食品也成了许多上班族的日常饮食。

高盐饮食可以使血压升高，并且使降压药物疗效减低。高盐（高钠）饮食能引起水钠潴留，使血容量增加，细胞内钠离子水平增加可导致细胞水肿，血管平滑肌细胞肿胀，血管腔狭窄；血管壁细胞肿胀还使血管壁对升压物质如内皮素、血管紧张素 II、儿茶酚胺类缩血管因子等的敏感性增高，同时交感神经末梢释放去甲肾上腺素增加，另外还能增加血管壁上的血管紧张素受体密度，导致血管过度收缩，外周血管阻力增加，血压升高。多吃盐的害处不仅是增高血压，使患者对降压药的敏感性降低，而且因

为增高血压、增加血容量和增加血管阻力，使心脏负荷增加，可以诱发和加重心力衰竭，而心力衰竭是高血压患者主要的死亡原因之一。

因此低盐饮食是高血压十分重要的基础治疗，如果不注意，就要白花许多医药费，而且由于高血压长期得不到很好的控制，就会发生动脉粥样硬化及心、脑、肾等重要器官的许多并发症，比如：冠心病、心绞痛、心肌梗死、脑梗死、脑出血、慢性肾衰、尿毒症等，使患者丧失了生活的质量、工作的能力，甚至缩短寿命、丧失生命；给家庭、亲属带来极大的精神压力和经济负担。

据研究报告，高血压患者的味觉神经由于退行性变常觉饮食无味，大多喜欢吃咸的食物，我们经常见到一些高血压患者一边吃降压药（有的一天吃两三种降压药），一边每天甚至每顿吃泡咸菜及腌、卤食品等。高血压患者要认识高盐饮食的危害，自己和家人要严格管理好饮食，吃低盐的食物。高血压患者吃盐，每天应少于 6 克，最好是控制在每天 5 克以下。美国心脏病协会 2006 年发布的《饮食方法防治高血压：科学报告书》中说："要尽可能多地减少盐的摄取，理想是一天不超过 65 mmol 的钠（相当于一天 1.5 克钠，或一天 3.8 克氯化钠，即盐），可有效降低血压"。据报道高血压的发病率与食盐的摄入量成正比；食盐摄入量越多，高血压发病率越高，我国北部地区食盐的摄入量平均达到 15 克 / 天，全国平均为 10~15 克，均高于上述要求。高血压患者要注意：凡是含盐多的食物都不要吃，比如：泡咸菜、豆瓣酱、豆腐乳、酱腊肉、卤菜卤肉、盐腌食品、咸鸭蛋、咸腰果、五香花生米、含盐的薄壳核桃等，菜和汤里也要少放盐、味精和酱油。应多选择新鲜食品，如各种各样的新鲜水果和新鲜蔬菜等，要尽量少吃加工食品，因为新鲜食品含钠和脂肪比加工食品少，且有促进健康的维生素、微量元素和膳食纤维；加工食品中大都含有较多的盐，加工后食品中钠的含量甚至可成百倍地增加，比如花生每100克自然含钠量为5mg，加工后含量可达607mg，鱼每100克自然含钠量为74mg，加工后含量可达6231mg，可见含钠量差别之大，不可等闲视之。

五、 有助于降压的食物

饮食的变革是战胜高血压所必需的。有一些降低血压的食物，它们是任何控制血压治疗计划中不可缺少的部分，如果结合适当的运动和坚持正常的生活方式，这些食物常在数月内显示效果。也就是说患者必须坚持执行一个有利于降低血压的饮食计划。有一些食物应成为每天进食的必要部分，而有些食物种类则应完全避免。

以下一些食物应作为饮食计划中不可缺少的部分。

（1）蔬菜：它们不含胆固醇，而含有维生素和矿物质，可用它们制作沙拉和蔬菜汁，尽量少用煎、炒、炖、烧的烹调方法，蔬菜高含量的膳食纤维有助于消化和减肥，可减少胆固醇在动脉的沉积，防止动脉粥样硬化，使动脉内的血流更畅通。

（2）水果：它们像蔬菜一样富含膳食纤维及天然维生素，且含有大量微量矿物质，如钾、镁、铁和锌等，这些在水果中的微量元素和天然植物化学物质的补充是有利于控制高血压的。

（3）低胆固醇的食物：必须避免餐馆和快餐的饮食。当吃肉时，宜坚持吃鱼，可吃鸡肉、兔肉和瘦肉。尽量不吃猪油、牛油、黄油、干酪、肥肉等。

（4）无钠和低钠的食物：降低血压的食物必须钠的含量低。应避免吃含高盐的腌、腊、卤制品和海产食物，在烹调的食物中应少用盐。

根据以上原则，我们发现许多食物有益于高血压患者，有些食物还有降压作用，下面重点介绍一些食品，可经常食用。

（1）鱼和鱼油：鱼含有高质量的蛋白质和氨基酸，据研究，经常吃鱼的人患冠心病风险比不吃鱼者减少50%左右。海鱼，尤其是生活在低温水域中的鱼类，含有丰富的不饱和脂肪酸，有助于降低血中胆固醇含量和血液黏滞度，抗动脉粥样硬化。有学者总结1966年至2001年间90项鱼油和血压的随机试验研究，大多数试验研究表明高鱼油摄入量有助于血压降低。还有研究发现每日1克 ω-3 多不饱和脂肪酸（在金枪鱼、鲑鱼、鲐鱼等的鱼油中含量较高）明显降低冠心病患者猝死的风险。

（2）洋葱：它含有一种洋葱精油，有助于减少血液中的胆固醇和提高纤维蛋白溶解活性。它还含有前列腺素、丰富的钙和多种维生素以及较多的谷胱氨酸和硒元素。

（3）大蒜：含有蒜素和硒，有助于降压。

（4）芹菜：其粗提取物可引起血管扩张，有降压作用。叶内所含矿物质及维生素丰富，其降压的有效成分与根、茎相当，故捣汁时应全部使用。水芹、旱芹均有降压作用，旱芹优于水芹。

（5）茄子：尤其是紫茄，含有丰富的维生素 E、维生素 P 和钙，可改善毛细血管的脆性和通透性，防止血管破裂出血。

（6）番茄：所含番茄碱有降压作用，所含胡萝卜素、维生素 P 等成分有益于减少血管脆性，预防动脉硬化，但要吃新鲜成熟的番茄。

（7）荠菜：所含胆碱、芸香苷、黄酮素等，有降压作用。

（8）黑木耳：对血小板的聚集有抑制作用，并有助于抑制血脂上升和脂质沉积，延缓动脉粥样硬化的形成。

（9）紫菜：含红藻素等活性成分，有助于防止血栓形成。

（10）海带：有助于降低血压和血脂。

（11）西瓜：所含苷成分有降压作用，除不含脂肪，还含有人体所需各种营养成分。

（12）冬瓜：为高钾低钠食物，经常食用，有降压利尿作用。

（13）胡萝卜：含多种维生素及人体必需的 5 种氨基酸，尤以赖氨酸含量最高，此外还含有葡萄糖、果糖、蔗糖、果胶、蛋白质、钙、铁等物质，所含琥珀酸钾盐有助于降压。

（14）燕麦：所含淀粉与大麦相近，所含蛋白质超过大米 2 倍，还含有维生素 B_1、维生素 B_2 等，有助于增进食欲和通便。

（15）黄豆及豆制品：富含蛋白质及各种人体必需氨基酸，含丰富的钙、磷、铁，并含维生素 B_1、维生素 B_2、烟酸、叶酸、大豆黄酮苷、亚麻油酸、亚麻油烯酸等物质和大量膳食纤维。但痛风和血尿酸增高的患者不宜多吃，因大豆含有大量的嘌呤碱，可加重其疾病。

（16）绿豆及绿豆制品：属高钾低钠食品，有清热解毒，消暑利水作用。

（17）玉米及玉米须：玉米富含镁、钙、不饱和脂肪酸、纤维素，还含有维生素 E、卵磷脂、胡萝卜素、硒、谷胱甘肽等物质。玉米须煎服有利尿降压作用。

（18）香蕉：富含钾离子，含钠量极低，除含碳水化合物，还含有蛋白质、多种维生素、果胶、钙、磷、铁等物质。

（19）苹果：高钾低钠食品，还含有苹果酸、枸橼酸、鞣酸、纤维素、果胶、钙、磷、铁、蛋白质、多种维生素等。

（20）橙子：含葡萄糖、果糖、胡萝卜素、多种维生素、柠檬酸、枸橼酸等物质。

（21）橘子：维生素 C 含量高，含丰富的糖类及多种维生素、胡萝卜素、枸橼酸、钙、磷等物质。

（22）猕猴桃：含有大量的维生素 C，每 100 g 鲜果中，维生素 C 含量可高达 100~420 mg 或更多，还含有多种维生素、胡萝卜素、钾、镁、钙、磷等物质。

（23）山楂：维生素 C 含量很丰富，并含丰富的钙和果酸、山楂酸、苹果酸、枸橼酸及黄酮类物质，有助于舒张血管，降低血压和胆固醇。

六、 钾、钠、钙、镁、酒精与高血压

（一）钾的摄取

人口研究和临床试验的证据提示：钾的摄取与血压之间有较弱的反相关；低钾摄取可致血压增高，在高钠摄入的人，这作用显得更显著。钾的血流动力学作用可能与钾介导钠的排泄有关。在有些患者钾的补充在高血压的治疗上可能是有作用的，但对有些患者要考虑高钾血症的危险，应避免大剂量补钾。

（二）钠的摄取

过多钠的摄取致血容量增加，已受到很大的关注。过度的钠摄入可致高血压发生。当低钠饮食的正常血压的人群改变生活方式增加钠的摄取，则可见其血压上升。大多数实验性的研究提示高血压患者限制钠可减低血压。高血压预防试验（The Trials of Hypertension Prevention）这项随机对照研究也显示：正常高值血压的人适当限钠盐 1 至 1.5 年，比那些不改变钠摄取的人，有较低的血压和较低的高血压发病率。虽然流行病学和实验的发现支持过多钠摄入对高血压的作用，但在西方社会，那里高钠摄取很普遍，却只有一半的人群发生高血压。这提示有些人可对钠有敏感性，或其钠的排泄受损。肾小管水平钠的排泄损伤可导致高血压。钠的潴留导致水的潴留并增加血容量，增加心排出量，以致有更高的血压。另外有些人认为过多的钠会增加交感神经活性，从而增强血管收缩。

（三）钙的摄取

流行病学研究提示钙摄取低的饮食习惯会增加高血压的发病

率。平滑肌收缩的改变是由于钙代谢的异常，可最终增加周围的阻力，因而增加血压。大多数研究观察到：高血压患者随着口服钙的补充，血压会下降。有两个随机对照钙补充试验的荟萃分析已验明：在正常血压者和高血压者增加其钙的摄取，有小的但一致的血压的下降。平均每日钙摄入从 0.5~2.0 g，作者观察到正常血压者收缩压减少 0.53 mmHg，高血压者收缩压减少 1.68 mmHg。不过，这些荟萃分析所验证的收缩压的适度减少，并不能表明对高血压患者用钙的补充来控制血压是合理的。

（四）镁的摄取

流行病学研究提示在血压与饮食镁之间存在负相关，但设计很好的随机试验很少，而且它们的发现不一致。这些研究提示补镁所致的血压下降只发生于其基础低镁水平的患者。镁的细胞内浓度在调节血管张力和胰岛素介导葡萄糖摄取上起关键作用。另外还认为细胞内镁水平降低可解释胰岛素抵抗与高血压间的联系。

（五）酒精的摄取

有研究显示每天饮酒的人比周末大量饮酒的人有更高的血压，而美国国家联合委员会对高血压预防、检测、评价和治疗的第 7 次报告（JNC-7）认为过度饮酒，例如每天多于 4~5 杯威士忌酒，有高血压和中风的危险；这种程度的饮用可致机体对降压药的抵抗。据估计，与酒相关的高血压可解释多达 30% 的高血压病例。饮酒是一个可改变的高血压的危险因素，因此，高血压的预防和治疗中实行生活方式的改变应包括节制饮酒[2]。

七、 地中海饮食（DASH 饮食）：即饮食方法阻止高血压（Dietary Approaches to Stop Hypertension，DASH）

DASH 临床试验提供了一个类似地中海饮食的综合的饮食干预。此研究纳入 459 例其收缩压 160 mmHg，舒张压 80~95 mmHg 的成人。研究结果强烈提示：为了控制高血压，饮食改变的中心不应只放在单一食品上，应建议富于水果、蔬菜和充足钙、镁、钾摄入的低脂饮食。现已有证据，充分的摄取水果及蔬菜、橄榄油、膳食纤维，有防止高血压的作用。有足够的知识提示像 DASH 或地中海饮食一样的综合饮食可减少患高血压及冠心病的危险。地中海饮食使血脂及血压水平降低，其心血管保护作用使这种饮食类型对公众健康具有重要意义。

⇒ 地中海饮食

最近的研究提示：不同于仅仅限制钠，综合的饮食改变在高血压的病因、预防及治疗中起更重要的作用。在这种饮食中，橄榄油是很重要的成分。这种传统的饮食被认为由 9 种成分构成：橄榄油、豆科植物、谷物、水果、蔬菜的高消耗；中至高消耗鱼；适量酒、乳制品（主要是乳酪和酸乳酪）的消耗；低消耗肉及肉制品。这种饮食为低饱和脂肪酸摄入，要求其少于热量摄入的 9%，限制总脂肪的摄入，不超过膳食总能量的 40%。在地中海饮食中，大量的蔬菜、新鲜水果、谷物以及丰富的橄榄油保证了人体可充分地摄取 β 胡萝卜素、维生素 C、亚麻酸及各种重要的矿物质以及若干可能有益的非营养物质，如多酚和花色素苷。地中海饮食可以三角形来代表，其基础是那些最常食用的食物，其顶部为那些食用得少的，其余的食物占据中间的位置。流行病学的资料已提供证据：地中海人群的健康状态从这种特殊的饮食获益，在地中海人群中较低心血管病死亡率的一个可能的解释是他们传统的饮食，正如七国研究（Seven Countrions Study）所提示的，观察者基于希腊科学（Corfu）岛和克里特（Crete）岛两个人群报告地中海饮食抗动脉粥样硬化的保护作用。有观察者们研究了约2000 例首次心肌梗死或不稳定性心绞痛的中年患者，结果提示在治疗的、未治疗的或未控制的高血压患者，采用地中海饮食均可将冠心病危险减少 7%~10%。一项大规模涉及 22043 例中年及老年希腊成人的前瞻性调查报告：不管性别、吸烟状况、教育水平、体重指数以及体力活动的水平如何，遵循地中海饮食与冠心病死亡有相反的关联。Martinez-Gonzalez 等在另一包括 350 例患者和对照组的病例对照研究报告：经校正了其他心血管危险因素之后，地中海饮食积分越高，心肌梗死的概率越低。Schroder 等研究西班牙的地中海人群，强调在原发性高血压的预防和治疗上，作为非药物治疗方法上，饮食和钠摄入的重要性。Ruiz-Gutierrez 等研究从向日葵油和橄榄油中获取富于单不饱和脂肪酸的饮食对高血压妇女血压的作用，他们观察到：在摄取橄榄油后，收缩压及舒张压明显地下降。地中海饮食摄入低饱和脂肪酸和高单不饱和脂肪酸（主要是橄榄油），大量的蔬菜、水果、谷物和橄榄油的摄入保证了 β 胡萝卜素、维生素 C、维生素 E、多酚和各种重要的矿物质。Simopoulos 提出地中海饮食类型包含了一些保护性物质，如：硒、谷胱甘肽、ω–6 及 ω–3 脂肪酸、膳食纤维、抗氧化物以及维生素 E 和维生素 C，它们可能与高血压、冠心病、癌症的较低危险有关联。因此，有充足的证据说明：采用低饱和脂肪酸、低盐和富于水果、蔬菜、膳食纤维及足量钾、钙、镁的饮食，在高血压的预防和治疗上是有效的。这种饮食即由地中海饮食提供[2]。

八、 进食地中海饮食降低首次中风危险

根据美国心脏协会（AHA）及美国中风协会（ASA）发布的指南，施行地中海饮食或 DASH 饮食，规律地进行体力活动，并保持血压控制，可降低一个人首次中风的危险。本指南作者说："我们有很多机会来预防中风，因为可以改变或控制的危险因素，特别是高血压占了中风的 90%。"

指南建议了以下这些技巧来降低中风的风险：

（1）地中海饮食或 DASH 膳食，补充坚果。

（2）在家用袖带血压设备监测血压。

（3）通过改变生活方式，如更多地进行体力活动，吃健康饮食和管理体重来防止高血压前期进展为高血压。

（4）减少膳食中的钠（盐）含量。

（5）每年体检。

（6）如果降压药效果不好或有副作用，和医生讨论对你起作

用的药物联用方案。

（7）勿吸烟。吸烟及服用避孕药可明显增加中风危险，对偏头痛的妇女来说更是如此。

地中海和 DASH 饮食都强调水果、蔬菜、全谷物、豆类、坚果、禽类和鱼的摄入，两者均限制红肉和含饱和脂肪的食物（最常见于动物产品如肉类、黄油、乳酪和全脂乳制品）。地中海式饮食通常为低乳制品摄入，DASH 饮食则强调低脂乳制品。根据指南，避免吸二手烟也可减少中风和心肌梗死的危险。[3]

九、 地中海饮食可减少老年死亡率

根据《英国医学杂志》2005 年 4 月 8 日发表的一项大型前瞻性研究结果，一种改良的地中海饮食可减少老年死亡率。地中海饮食特点为：高摄入蔬菜、豆科植物、水果及谷物；中至高摄入鱼；低摄入饱和脂肪酸，但高摄入不饱和脂肪酸，尤其是橄榄油；低至中摄入乳制品，主要指干酪及酸乳酪；低摄入肉类；适度摄入酒，通常为葡萄酒。由于非地中海人群从橄榄油中摄入单不饱和脂肪酸少，观察者决定以单不饱和脂肪酸和多不饱和脂肪酸的总和代替单不饱和脂肪酸为修改的地中海饮食。此多中心研究纳入 74607 例来自丹麦、法国、德国、意大利、希腊、瑞士、西班牙、瑞典和英国的男性及女性，年龄在 60 岁或 60 岁以上，无冠心病、中风和癌症史。结果显示：修改的地中海饮食与较低的老年死亡率相关。

十、 红肉吃多了增加中风危险

一组伊朗成人红肉消耗与中风危险的病例对照研究：整个红肉消耗量为红肉、加工的红肉及内脏肉的总和。红肉指牛肉、羊肉、猪肉。受试者为神经科住院病房中风患者 195 例，及从住其他病房招募的无脑血管病或神经疾患的 195 例对照患者。

结果：中风患者年龄较大些，男性多些。红肉摄入量最高组患者的中风率是最低组患者中风率的 2.19 倍。在验证了年龄、性别和整个能量摄入后，此比率升高为 2.72 倍。此种关联即使在进一步验证了体力活动与吸烟之后仍然显著。校正了体重指数、糖尿病、高血压及高脂血症也不影响其显著的关联性，此比率达到 2.51 倍。结论：在一组伊朗成人中，红肉消耗与中风正相关。[4]

十一、 《中国居民膳食指南》核心推荐及摘要（2016 年 5 月 12 日发布）

推荐一：食物多样，谷类为主

平衡膳食模式是最大程度上保障人体营养需要和健康的基础，食物多样是平衡膳食模式的基本原则。每天的膳食应包括谷薯类、蔬菜水果类、畜禽鱼蛋奶类、大豆坚果类等食物。建议平均每天摄入 12 种以上食物，每周 25 种以上。谷类为主是平衡膳食模式的重要特征，每天摄入谷薯类食物 250~400 克，其中全谷物和杂豆类 50~150 克，薯类 50~100 克；膳食中碳水化合物提供的能量应占总能量的 50% 以上。

推荐二：吃动平衡，健康体重

体重是评价人体营养和健康状况的重要指标，吃和动是保持健康体重的关键。各个年龄段人群都应该坚持天天运动，维持能量平衡，保持健康体重。体重过低和过高均易增加疾病的发生风险。推荐每周应至少进行 5 次中等强度活动，累计 150 分钟以上；坚持日常活动，平均每天活动 6000 步；尽量减少久坐时间，每小时起来动一动，动则有益。

推荐三：多吃蔬果、奶类、大豆

蔬菜、水果、奶类和大豆及制品是平衡膳食的重要组成部分，坚果是膳食的有益补充。蔬菜和水果是维生素、矿物质、膳食纤维等的重要来源，奶类和大豆及其制品富含钙和优质蛋白质，对降低慢性病的发病风险具有重要作用。提倡餐餐有蔬菜，推荐每天摄入 300~500 克，深色蔬菜应占 1/2；天天吃水果，推荐每天摄入 200~350 克新鲜水果，但果汁不能代替鲜果；每天各种奶制品的摄入量应相当于 300 克液态奶；经常吃豆制品，每天摄入量应相当于大豆 25 克以上；适量吃坚果。

推荐四：适量吃鱼、禽、蛋、瘦肉

鱼、禽、蛋和瘦肉可提供人体所需要的优质蛋白质、维生素等，有些也含有较多的脂肪和胆固醇。动物性食物优选鱼和禽类，鱼和禽类脂肪含量相对较低，特别是鱼类，含有较多的不饱和脂肪酸。过多食用烟熏和腌制肉类可增加肿瘤的发生风险，应当少吃。推荐每周吃鱼 280~525 克，畜禽肉 280~525 克，蛋类 280~350 克，平均每天摄入鱼、禽、蛋和瘦肉总量 120~200 克。

推荐五：少盐少油，控糖限酒

我国多数居民目前食盐、烹调油和脂肪摄入过多，这是高血压、肥胖和心脑血管疾病等慢性病发病率居高不下的重要因素，因此应当培养清淡饮食习惯。成人每天吃食盐不超过 6 克，每天吃烹调油 25~30 克。过多摄入添加糖可增加龋齿和超重发生的风险，推荐每天摄入糖不超过 50 克，最好控制在 25 克以下。水在生命活动中发挥着重要作用，应当足量饮水。建议成年人每天饮 7~8 杯水（1500~1700 毫升），提倡饮用白开水和茶水，不喝或少喝含糖饮料。儿童少年、孕妇、哺乳期妇女不应饮酒，成人如饮酒，一天饮酒的酒精量男性不超过 25 克，女性不超过 15 克。

推荐六：杜绝浪费，兴新食尚

勤俭节约、珍惜食物、杜绝浪费是中华民族的美德。要按需选购食物，按需备餐，提倡分餐，不浪费。选择新鲜卫生的食物和适宜的烹调方式，保障饮食卫生。学会阅读食品标签，合理选择食品。文明饮食应该从每个人做起，多回家吃饭，享受食物和亲情，传承优良饮食文化，树健康饮食新风。

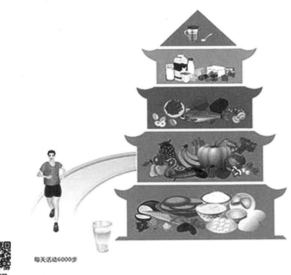

盐	<6克	畜禽肉	40~75克		谷薯类	250~400克	
油	25~30克	水产品	40~75克		全谷物和杂豆	50~150克	
		蛋 类	40~50克		薯类	50~100克	
奶及奶制品	300克	蔬菜类	300~500克		水	1500~1700毫升	
大豆及坚果类	25~35克	水果类	200~350克				

中国居民平衡膳食宝塔（2016）

十二、	降压药也有耐药性吗？
	——寻找血压控制不佳的原因

　　耐药性又称抗药性，指药物治疗疾病或改善症状的效果减

37

退，通常是指病原体对抗生素反应降低的一种状态。降压药使用一段时间后疗效变差是什么原因？这并非由于降压药产生了"耐药性"，因为降压药是不产生耐药性的，相反有些降压药应用时间越久效果越好。据报道血管紧张素Ⅱ受体拮抗剂这类的药，如氯沙坦3个月降压作用不如半年，一年降压效果比半年更好。服用的时间越长，心、脑、肾等靶器官的保护作用越明显。作者个人也有类似的临床经验，如一例81岁患者，男性，因高血压、冠心病心绞痛于10年前初诊，服用的降压药为络活喜5毫克（1片）、悦宁定（进口依那普利）5毫克（1片），多年来定期复诊，血压一直控制良好，两种药剂量越吃越少，现服用络活喜1/3片、依苏（国产依那普利）1/4片即能维持正常血压，未发作过心脑肾的并发症。另一例87岁男性患者，高血压50多年合并冠心病，1998年开始服用降压药雅施达，清晨及午睡后各半片即各2毫克已近13年，血压控制良好，夏天有时血压较低时各服1/3片即能维持良好。当然，这些病例血压控制良好的重要原因还有他们认真遵循医嘱，保持良好的生活和饮食习惯。

高血压治疗原则之一是用药的个体化。因为高血压的发病机制不同，不同病人对药物的敏感性也不同。降压药物要根据个体状况、药物特点、存在的其他心血管危险因素（如糖尿病、血脂异常、肥胖等）、靶器官损害及并发症等来选用，应在医生或专家指导下用药，不宜自己购药吃，也不宜见别人吃什么药好就购什么药吃。

"血压控制不好"时要从下述这些方面找原因。

1. 血压测量的问题 血压测量前应安静休息 5 至 10 分钟，如果刚走进诊室或正在说话时测量血压就会升高。一般应连续测 2、3 次取均值，第一次常较高，如果只量一次则数值会较高。老年人常有"白大衣效应"，即到医生处测血压会比在家更高些，此时则应根据多次的家测血压或到医院做动态血压监测以了解血压的真实情况。

精神紧张会使血压升高。尤其是老年高血压患者，血压波动大是常见现象，精神紧张、情绪激动、剧烈活动、失眠焦虑均可使血压升高，但是只要避免紧张劳累，规律并平静地生活，严格施行低盐饮食，适当进行锻炼身体，并和医生密切配合，按医嘱服药，一般都是能够控制好血压的。病人不必为短暂的、有诱因的血压波动而害怕紧张，更不必 1~2 小时就量一次，焦虑紧张的情绪会使血压增高。高血压患者血压变化的一般规律是：清晨刚醒来时血压有一个高峰，午睡醒来后另一个高峰；精神、体力负荷增大的时候血压升高，休息、睡眠、情绪放松的时候血压下降，所以大多数高血压患者应在清晨起床后就服药，并宜服用长效降压药。

2. 生活方式的变化 比如外出开会多，应酬多，或外出旅游，常在宾馆、饭店吃高盐高脂欣食，可使血压升高。

3. 饮食习惯的改变 高盐饮食可使血压升高，并且使降压药物疗效减低。高血压患者应吃低盐饮食，宜控制在每天 5 克以下。美国心脏协会 2006 年发表的《饮食方法防治高血压》中说："要尽可能多地减少盐的摄取，理想状态是一天 1.5 克钠，即 3.8 克盐，可有效降低血压"。常吃泡咸菜、豆瓣酱、豆腐乳、酱腊肉、卤菜卤肉、盐腌食品，做菜和汤时盐、味精和酱油不加严格限制，都可使血压升高。

4. 环境、气候的因素 如夏天高温时血压常降低，冬天寒冷时血压常升高。不少病人从南方到北方，从平原到高原，从清静的乡间到嘈杂的城市，血压会升高。

5. 体重的因素 体重增加和肥胖会使血压增高，所以高血压病人应保持正常体重。标准体重的简易算法是身高（cm）减105，单位是kg。比如身高165 cm，则165-105=60，标准体重即为60 kg。

6. 继发性高血压的因素 经正规治疗并严格控制盐的摄入和控制体重后血压依旧控制不好，应寻找高血压的继发因素，比如慢性肾脏疾病，如慢性肾炎、肾动脉狭窄。一些内分泌疾病如原发性醛固酮增多症、嗜铬细胞瘤等也会影响血压，这些都有赖于医生的检查和诊治。

7. 服用了干扰血压控制的药物 常见可干扰血压控制的药物包括非甾体类抗炎药（如布洛芬、炎痛喜康、萘普生等）、口服避孕药、糖皮质激素、环孢素、抗抑郁药、减肥药（西布曲明）、抗帕金森药（溴隐亭）、减轻充血的药、酒精或其他兴奋剂如可卡因和去氧麻黄碱等。由于高血压及骨关节炎两者在老年人中的发生率都很高，非甾体类抗炎药在这种年龄的人群中是干扰血压控制常见的原因。

8. 对降压药治疗依从性不好 未认真按医嘱服药，或自作主张自行调整药物，自行改变服药的时间和剂量等。

9.药物的应用问题 对开始用单药治疗，血压未达标者应用两种降压药联合治疗，对心血管病高危患者开始即宜用两种降压药联合治疗。大多数患者须联合治疗，低剂量联合用药比单药加量效果更好，副作用更少。

面对血压控制不好或变坏的情况，患者须审视是否有以上的因素，医生也必须认真调查可能的因素，并恰当地增加或调整降压药物，改进用药的方法。

十三、 顽固性高血压的治疗

已应用足够而且适宜的 3 种降压药，（包括一种利尿降压药）血压仍未控制在 140/90 mmHg 以下即为顽固性高血压。正如上文所述，经正规治疗并严格控制盐的摄入和控制体重后血压控制不好，还应寻找其他因素，比如一些内分泌疾病如原发性醛固酮增多症（PA）常见于顽固性高血压患者，约占 20%。另外的研究还提出较低程度的高醛固酮症可能是更广泛的影响降压药治疗的原因。有鉴于此，使用醛固酮拮抗剂会对顽固性高血压及有醛固酮过量证据的患者提供降压效益。故可用醛固酮拮抗剂治疗未控制的顽固性高血压。然而有趣的是，临床发现表明醛固酮拮抗剂对顽固性高血压有实质性效益，但这些病例却没有高醛固酮症的证据，其醛固酮水平甚至是近乎正常或偏低。因此，醛固酮拮抗剂安体舒通显然成了最有效的治疗顽固性高血压的第 4 种药物。一些新的研究提示安体舒通有抵消高钠饮食影响的深层作用，特别是于肥胖高血压患者更是如此。[5]

十四、 高血压降压治疗对认知功能的影响

对中年人来说，高血压是痴呆长期发展的一个危险因素，治疗高血压可防止他们认知功能减退。但在老年患者，精神衰退的危险也可在舒张压过低时（低于 70 mmHg）加重，因此，需要进一步研究来明确理想的降压药物方案和目标血压以预防脑部小血管疾病。

➡ **本书作者讨论**

（1）药物治疗使患者血压降得过低，以致损伤心、脑、肾等重要脏器供血和功能的问题的确非常值得重视和研究。

（2）所以要鼓励患者在家自测血压并观察和研究自己血压变化的情况，并将记录本带给医生了解，以便医生更好地调整药物的剂量和用法。

（3）有条件的患者最好进行 24 小时动态血压监测，同时要有详细的日记，记录当天的各种活动和状态，以便医生分析研究。

（4）特别要注意饭后低血压和体位性低血压。医生有责任向患者解说和指导有关的事项。建议高血压研究工作者深入观察和研究这两个问题。

第三章 白大衣高血压和隐蔽性高血压

一、 披着羊皮的狼：不要忽视白大衣高血压和隐蔽性高血压

2009 年有学者提出白大衣高血压（WCH）和隐蔽性高血压（MH）不应被认为是良性的。一项历时 10 年的研究显示有上述两种情况的人比那些正常血压者发生持续性高血压的危险明显要高。持续性高血压是心脏病发作和中风的主要危险因素，故 WCH 及 MH 均须加以识别和诊断，并且予以仔细监测。

过去有研究分析显示白大衣高血压及隐蔽性高血压两者其超声心动图左室肥厚的发生率均比正常血压者高，对于有与诊室血压水平不相当的靶器官损害的患者，即应怀疑是否有隐蔽性高血压，可让患者做 24 小时动态血压监测。

隐蔽性高血压看来比白大衣高血压明显有更严重的预后，因为它更难以诊断，因而常未得到治疗，比如在白天给人以血压控制良好的印象，但夜间血压高，这不易被发现。

一项荟萃分析评价了 11 项研究共 25280 例患者，比较隐蔽性高血压（MH）、白大衣高血压（WCH）、真高血压与正常血压者，风险比白大衣高血压为 1.17，隐蔽性高血压为 1.78，真高血压为

1.93。因此，对隐蔽性高血压要采取更加积极的治疗措施，要尽可能去发现它。对白大衣高血压也要尽可能避免过度治疗。

总之，并非所有在诊室或在诊室外测得的血压升高病例都是那么简单。白大衣高血压被定义为诊室血压高但动态血压监测平均血压不高，而隐蔽性高血压特点为动态血压监测平均血压高但诊室血压正常。隐蔽性高血压一般来说比白大衣高血压更恶性，其左室重量指数及颈动脉斑块与持续性高血压者相似。此外，隐蔽性高血压比白大衣高血压与心血管事件间的关联更强，故应认真对其加以识别、诊断、治疗并深入研究。[7-12]

二、 隐蔽性高血压及白大衣高血压的预后

隐蔽性高血压患者及持续高血压患者的相对危险明显高于白大衣高血压患者及正常血压者。另外，约有三分之一分类为隐蔽性高血压的人正在接受降压治疗，并可能在就诊前几小时吃了药，这样测血压时血压水平较低，当这些患者服药依从性不好时，血压可能在诊室外较高。因此，这表明部分分类为隐蔽性高血压的人事实上是真正的高血压。轻中度高血压比严重高血压患者被分类为隐蔽性高血压的机会要高一些，因为他们的血压值更接近正常血压上限。[13]

三、　误诊或漏诊白大衣高血压和隐蔽性高血压的不良后果

白大衣高血压患者如果未得到正确的诊断，常在诊室测得血压高之后，即开始服用降压药，这有可能将患者血压降得很低，对老年患者尤其不利。由于老年人常有动脉粥样硬化病变，血压过低可导致心、脑、肾的缺血损害，有可能诱发或加重心脑血管疾病。

相反，对于隐蔽性高血压，常常是诊室测血压正常而事实上血压高。患者往往会被误认为没有高血压或血压控制良好而被漏诊，因而没有进行治疗或治疗不充分，则高血压导致血管和心、脑、肾等器官的损害不断发展，增加心血管事件风险。

故不论是误诊白大衣高血压为高血压，或漏诊隐蔽性高血压为正常血压，都是有害于患者的。

因此，不论是对白大衣高血压还是对隐蔽性高血压，都应注意检测、发现、诊断，从而给予妥善恰当的治疗，提高高血压的发现率、治疗率和控制率，减少心、脑、肾的并发症和死亡率。

四、　白大衣高血压和隐蔽性高血压的检测与处理

（一）白大衣高血压

◆ 监测 ◆

（1）老年人及妊娠高血压者是重点注意对象。

（2）对患者反映在家血压测量血压不高者，须嘱患者在不同时间监测血压，以了解血压是否真正正常。

（3）诊室血压高出现时间较久，但无靶器官损害表现，如左室肥厚、颈动脉粥样硬化等，为可疑对象。

（4）鼓励患者进行家庭血压监测，并将记录带给医生了解情况。

（5）有条件的患者可进行24小时动态血压监测。

◆ 处理 ◆

（1）确诊者应施行严格的低盐饮食，控制体重，锻炼身体，定期随访，同时治疗其他危险因素如糖尿病、高脂血症等，并戒烟戒酒。

（2）既然研究发现白大衣高血压已可发生靶器官损害，何时应予以药物治疗，是个值得探讨和研究的课题。

（二）隐蔽性高血压

应用血压监测后，隐蔽性高血压即不再隐蔽。清晨高血压、应激诱发的高血压和夜间高血压常被漏诊而成为隐蔽性高血压。MH可见于糖尿病患者而可改变糖尿病的临床实践。研究提示高血压前期或正常高值血压往往是隐蔽性高血压的伴发因素。

◆ 监测 ◆

（1）老年人、肥胖者、家族有高血压和糖尿病者为重点监测对象。

（2）有靶器官损害，但诊室测血压正常者为可疑对象。

（3）要求患者进行较仔细的家庭血压监测，尤须注意监测清晨起床后及午睡起床后的血压。

（4）有条件者尽可能进行 24 小时动态血压监测，尤其是了解夜间血压。

◆ 处理 ◆

（1）根据 24 小时血压变化规律适当调整降压药的选择、剂量和用药时间。

（2）全面控制其他心血管病的危险因素，如肥胖、糖尿病、血脂异常、吸烟、少动等。

第四章　老年高血压

老年高血压患者治疗中要注意些什么?

据报道我国 60 岁以上的老年高血压患者已达 8000 万，居世界首位，但仅有 32.2% 的老年高血压患者接受降压治疗，血压控制率仅为 7.6%。而老年高血压患者发生心脑血管事件危险显著升高。大量随机临床试验均反映老年人高血压治疗是有益的，即使是单纯收缩期高血压也应治疗。据 SHEP、Syst-Eur、Syst-China 等单纯收缩期高血压临床试验的综合分析，降压治疗可使脑卒中事件发生率下降 33%，冠心病事件发生率下降 23%。因此老年高血压治疗是很有必要的，应予密切关注。但怎样才能取得最好的效果哩?

（一）老年高血压患者的特点

（1）老年高血压患者由于血管硬化，动脉弹性差，大动脉缓冲功能受损，一半以上患者收缩压高，舒张压不高或低，脉压（收缩压与舒张压之间差值）大，单纯收缩压增高者较多。

（2）由于血管调节功能差，血压波动性（即血压变异性）大；即动脉硬化程度越严重，血压波动性越大。文献报道有患者 24 小

48

时内收缩压波动可达 70 mmHg。作者曾研究 24 小时动态血压监测结果，24 小时内收缩压最多可有 100 mmHg 的波动。老年高血压患者门诊诊治时，有的患者初时测收缩压 200 mmHg，继续测几次，可在几分钟内相差 40 mmHg，最后为 160 mmHg。所以测量血压有许多要求，如应至少休息 5 分钟，不要说话等，以便更清楚准确地了解患者血压。

（3）常合并其他危险因素，如糖尿病、血脂异常、吸烟、超重或肥胖等。针对这些不同的危险因素，有不同的用药要求和注意事项。

（4）常合并多种其他慢性疾病，如慢性支气管炎、肺气肿、冠心病、前列腺增生、卒中后遗症、心衰等，治疗时要注意各药物之间的相互作用和禁忌。

（5）老年高血压者因脑血管硬化、卒中后遗症、脑供血不足，可致脑细胞功能减退，认知能力减退，甚至患老年痴呆，以至于不能正确认识疾病，认真听取医嘱及配合治疗。

（6）体位性低血压的发生率高。据报道 65 岁以上老年人体位性低血压者约 15%，75 岁以上老年人可高达 35%~50%。失水过多、口服液体不足、服用降压药及利尿药后、平时活动少和长期卧床的病人，站立后都容易引起体位性低血压。大量出汗、热水浴、腹泻、感冒、饮酒等都是发生体位性低血压的诱因，应注意避免。起床时须加倍小心，夜间起床大小便最容易引起体位性低血压。

（7）饭后低血压也很常见，但常被病人和医生忽略。饭后量血压正常被误认为整天血压都正常。饭后低血压时仍然坚持锻炼身体，可导致加重心、脑、肾缺血，甚至诱发心绞痛、脑卒中。

（8）肝肾功能减退，药物排泄慢，可导致药物在体内蓄积，增加毒副作用。故须定期随访，根据情况调整治疗。有的病人经医生诊治（病人很信赖的医生）后 3~5 年甚至更长时间只吃药、不复诊也是不妥的。

（9）老年人白大衣高血压及白大衣效应（诊室医生测血压比家庭测量血压高）较多见。据报道诊室血压异常（ ≥ 140/90mmHg）但动态血压监测正常的发生率，普通人群为 15%~30%，妊娠妇女约 30%，老年患者则高达 40%。根据诊室血压测量结果诊断为高血压的人，几乎有 20% 其动态血压完全正常。其中 4% 的"病人"其诊室血压读数可 ≥ 180/110 mmHg。研究报告估计约 20% 诊断为轻型高血压的病人是白大衣高血压。

因此老年患者的高血压治疗必须注意结合和兼顾上述情况。

（二）治疗中的注意事项

（1）降压药务必从小剂量开始应用，尤其对高龄、体弱者更要注意。老年人由于血压波动性大，常因精神或体力的负荷或紧张而血压升高，或因"白大衣效应"，到诊室医生处看病时血压很高，但回家后血压并不很高，如果用药量大可导致血压显著下降而使心、脑、肾发生缺血性损害。另外，宜先从一种药物开始使用，效果不好可加用其他药物，同时注意监测治疗反应。

（2）对合并的其他危险因素，如糖尿病、血脂异常、吸烟、超重或肥胖等均须同时治理，才能更好达到控制高血压的目的，减少或防止心、脑、肾的并发症，减少死亡率。比如肥胖常常是顽固性（难治性）高血压的原因，如不采取措施控制体重，常须服多种降压药，效果还不好。体重（kg）÷身高²（m²）＝体重指数（kg/m²），体重指数 18.5~23.9 kg/m² 为健康体重，低于或高于此范围属不健康或亚健康体重。

（3）尽可能采用长效降压药，以便在 24 小时内能持续平稳地控制血压。

（4）注意监测血压变化及观察不良反应。患者最好自备血压计，在家监测自己的血压，了解自己血压变化的规律，比如与活动、情绪、吃饭、睡觉、药物等的关系，并且记录在笔记本上，就诊时带给医生了解情况，以便更合理地用药。自己在家测量血压，也有助于发现和诊断"白大衣高血压"和"白大衣效应"，以免盲目或过度进行药物治疗。

（5）个体化用药。每个高血压患者的具体情况不一样，如不同的并发症，不同的危险因素，对药物的不同反应，不同的经济条件等，用药是不一样的。不可以见别人吃什么药效果好就吃什么药，更不可以不到医生处看病，自己到药房随意买药吃。因为病人并不懂得各类药物的不良反应以及药物间的相互作用和配伍禁忌。

（6）降压治疗并非只是服降压药，一定要注意高血压的基础治疗，即严格的低盐饮食、控制体重、生活起居规律、平静乐观的心态，适当运动等。食盐摄入量每日不超过 5g，重度高血压患者更要严格限盐，每日宜在 2~3g。多吃富含钾、镁、钙和纤维素的新鲜蔬菜水果，如胡萝卜、芹菜、冬瓜、丝瓜、洋葱、番茄、紫菜、西瓜、玉米、黄豆、香蕉、苹果、橙子、橘子、猕猴桃等都是有益于高血压患者的食物，有的还有一定降压效果。

（7）老年高血压患者要特别注意体位性低血压问题。站立后收缩压较平卧或坐位时下降 20 mmHg 舒张压下降 10 mmHg 即称体位性低血压。体位性低血压可导致老年人站立不稳，视力模糊，头晕目眩，软弱无力，大小便失禁等，严重时会发生晕厥、跌倒导致骨折，严重低血压甚至可诱发脑梗死、心肌梗死等心脑血管意外。因此，应测量老年人的站立位的血压。突然体位的改变，如从平卧位突然转为直立位，或长时间站立可发生低血压致脑供血不足。原因多为自主神经功能障碍，小动脉收缩功能失调。慢性营养不良或使用过量降压药、镇静药之后也可发生。故老年人在起立或起床时动作应缓慢，先做些轻微的四肢活动，有助于促进静脉血回流；要注意坚持适当的体育锻炼，增强体质；避免劳累和长时间站立；进餐后不宜迅速起立和从事体力活动；不饮烈酒。

（8）注意饭后低血压问题。饭后因为大量血液循环到腹腔帮助消化食物，回心血量减少，心排出量减少，血压常常降低。因此，老年高血压患者及有心脑血管疾病的患者，饭后不宜运动锻炼，运动宜在饭后一个小时后进行。进食量越多，对饭后血压影响越大，有饭后低血压的患者，宜多餐少食。如果饭后血压过低，应到医生处诊治并进行相应的处理。

（9）老年高血压患者常认知能力减退，不注意限盐饮食、控制体重和适量活动，不关注甚至不知道自己吃什么药。因此在生活饮食起居和看病服药等方面应有家人悉心照顾。

二、 老年高血压的治疗目标

（1）一般高血压患者，应将血压降至 140/90 mmHg 以下；65岁及以上老年人的收缩压可控制在 150mmHg 以下，如能耐受还可进一步降低。伴有肾脏疾病、糖尿病和稳定性冠心病的高血压患者治疗宜个体化，一般可以将血压降至 130/80 mmHg 以下。脑卒中后的高血压患者一般血压目标为 140/90 mmHg 以下。对急性期的冠心病或脑卒中患者，应按照相关指南进行血压管理。舒张压低于 60 mmHg 的冠心病患者，应在密切监测血压的前提下逐渐实现收缩压达标。

近来的研究证实在高血压和脑血管疾病患者以及那些年龄超过60岁的人中，随着收缩压水平超过 140 mmHg，脑血管疾病相关的危险增加；收缩压低于 140 mmHg，可降低脑血管疾病相关事件的风险。有一些证据表明理想的血压控制目标在 120~140 mmHg。[15]

Framingham 心脏研究及一些其他研究均已显示如果人们活得长寿，大多数人都会发生高血压。虽然增加体力活动和改进膳食减轻体重并减少盐的摄入，可减缓与年龄相关的血压增长，并对减少其他危险因素具有有利作用。但是，在全民基础上改变这些根深蒂固的行为是困难的。只要做出改变，高血压的预防是可以成功的，但是这需要国家层面的努力与强大的政策支持。[16]

（2）控制其他危险因素，如肥胖、糖尿病、血脂异常等。

最终目的：防止和减少心脑肾并发症，提高生活质量，延年益寿，减少死亡率。

三、 老年患者应用降压药与增加跌倒危险相关联

根据 *JAMA* 2014 年发表的研究：老年患者应用降压药与增加跌倒致严重伤害的危险相关联，特别是已经在过去跌倒受伤的老年患者更是如此。美国康涅狄格州纽黑文市耶鲁大学医学院的学者研究了 4961 例 70 岁以上因跌倒重伤患者使用降压药与发生严重受伤之间的关联。在这些患者中，14.1% 未用降压药，54.6% 适中地使用了降压药，31.3% 大量使用降压药。在 3 年的随访期间，446 例患者（9%）发生跌倒重伤。使用降压药的患者跌倒重伤的危险比未用降压药者更高，那些过去曾跌倒受伤的患者则更高。作者认为："在这项观察性研究中，虽然因果关系尚不能确立，不能排除混杂因素，但在这项有代表性针对老年患者，特别是过去曾跌倒受伤者群体的研究中，比起未用降压药，降压药似与增加严重跌倒受伤的危险相关联"，"对有多种慢性疾病的老年人，在决定是否继续用降压药时，应权衡降压药的潜在危害与好处"。在相关的评述中说："这些发现增加了降压药与增加跌倒伤害危险相关的证据，但跌倒伤害危险增加可能不是因降压药，而是因其潜在的高血压或整个疾病。"所以，对老年患者临床医生应根据患者的功能状态、预期寿命恰当使用降压药。最重要的是，临床医生应对老年高血压患者的跌倒危险给予更多的关注，努力防止跌倒的损伤。[17]

⇒ **本书作者讨论**

1. 老年高血压患者的特点有：血压波动性大，很多因素均可使血压急剧升高；"白大衣高血压"及"白大衣效应"发生率较高，因此容易在偶测血压增高或很高时，即给予降压药或给予大剂量或二联三联用药，以至于将血压降得过低，导致脑缺血，昏倒，从而导致骨折等严重损伤。

2. 老年高血压患者直立性低血压和饭后低血压的发生率也较高，如果因降压药使用不当已经使血压过低，患者不知道，则可使直立性低血压和饭后低血压更严重，而致昏倒、跌伤，甚至发生心脑血管意外。

3. 由此可见，鼓励并指导患者在家测量血压是非常重要的，必要时或有条件者应进行 24 小时动态血压监测，详细全面地了解血压的真实状况，避免盲目和过量用药。

4. 老年高血压患者应用降压药应从小剂量开始。并注意观察、记录。

第五章　充分关注直立性低血压

直立性低血压（OH）是一种常见的心血管疾病，可有或没有潜在的神经退行性疾病。OH 诊断为站立时收缩压 / 舒张压持久下降至少 20/10 mmHg。OH 可发生于高血压治疗，可导致心衰及冠心病，引起昏厥及创伤性损伤，从而导致生活质量降低。尽管大部分患者无症状或症状很轻，但 OH 的存在却可增加心肌梗死、中风、心衰和房颤的发生率。[18-19]

⇨ *本书作者讨论*

直立性低血压是个十分重要的问题，它很容易被忽视。

1. 它在老年人中的发生率相当高，是个很重要的危险因素。

据报道 65 岁以上老年人直立性低血压者约占 15%，75 岁以上老年人可高达 35%~50%。失水过多，口服液体不足，服用降压药及利尿药后，平时活动少和长期卧床的病人，站立后都容易发生直立性低血压。大量出汗、热水浴、腹泻、感冒、饮酒等都是发生直立性低血压的诱因，应注意避免。特别是起床时须加小心，夜间起床大小便最容易引起直立性低血压。直立性低血压可导致老年人站立不稳，视力模糊，头晕目眩，软弱无力，大小便失禁

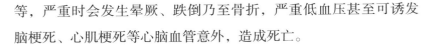

等，严重时会发生晕厥、跌倒乃至骨折，严重低血压甚至可诱发脑梗死、心肌梗死等心脑血管意外，造成死亡。

2. 它非常容易被忽视。

（1）病人不懂它的意义和危害性。人们往往害怕高血压引起中风、心脏病，却不知血压过低一样可诱发心脑血管病。尽管现在已经有不少高血压患者在家测量血压，但几乎没有人自己测量和发现直立性低血压。

（2）很多医生对直立性低血压问题认识也十分不足。笔者常发现对于发生晕厥的患者，有时医生不问他是在什么时间什么状态下晕厥的，只晓得做动态心电图和脑电图以判断是不是心律失常或癫痫。

3. 老年高血压患者要特别注意直立性低血压问题，医生也要重视并指导病人。

突然改变体位，如从平卧位、坐位突然转为直立位，或长时间站立均可发生低血压致心脑血管供血不足。自主神经功能障碍、小动脉收缩功能失调、慢性营养不良或使用过量降压药、镇静药均可导致直立性低血压。故老年人在起立或起床时动作应缓慢，先做些轻微的四肢活动，这有助于促进静脉血回流；同时应注意坚持适当的体育锻炼，增强体质；注意避免劳累和长时间站立；进餐后不宜迅速起立和从事体力活动；不饮烈酒。

第六章　监测、警惕饭后低血压

⇨ *病案实录及讨论*

病案：×××，男，80岁，退休高级工程师，高血压10年，5年前一次早饭后大便（卫生间坐便，平时早起后先大便，以后才吃早饭），大便后走到对面卧室，刚到床前就晕厥倒地，幸爱人是退休医生，说当时脉搏摸不到，立即呼120，血压很低，送附近医院，好转出院，出院诊断为"高血压，晕厥原因待查"。到我处就诊，我告诉他有可能是饭后低血压加上直立性低血压造成脑缺血晕倒，让他注意测饭后血压。患者在一次饭后觉头晕眼黑时测血压为70/40mmHg，卧床休息后好转。此后经调整降压药剂量并注意监测血压，未再发生类似情况。

⇨ *讨论*

饭后血压下降过多称为饭后低血压。据报道饭后低血压出现在高达三分之一的老年人中。在高血压患者以及控制自主神经系统的神经中枢受损的疾病患者，如帕金森病、Shy-Drager综合征及糖尿病患者更多发生，饭后胃肠道（肠系膜）需要大量血液流入胃肠道的血管系统消化食物，回心血量减少，心排出量减少，一些老年人身体调节机制不充分，心率不能对应增加，血管不能充分地收缩来维持血压，故血压降低。

⇨ 临床表现：

可有头昏、头晕、瞌睡、困倦等症状，甚至可昏倒，也可以没有明显症状而未被患者和医生注意或发现。检测吃饭前后的血压即可发现。如果一个老年高血压患者或糖尿病患者饭后血压很低，甚至低于 90/60 mmHg，要警惕心脑血管意外；如果患者长期经常地发生饭后低血压而未被发现并妥善处理，很可能出现心、脑、肾等重要器官的进一步损害。因此，老年高血压、糖尿病、中枢神经系统疾患的患者特别要注意监测饭后血压的变化。

⇨ 处理

+ 减少进食量，多餐少食，进食低碳水化合物的饮食。
+ 有饭后低血压的人不宜在饭前服降压药。
+ 减小降压药服用剂量。
+ 饭后卧床休息。
+ 不宜在饭后运动或锻炼。
+ 不应在饭后洗热水澡。

对有严重症状，且以上措施无效并住院者，据报道可用 octreotide（SANDOSTATIN，善宁，醋酸奥曲肽）来缓解症状，本药通过减少肠的血流量而起效。

第七章 家庭血压监测与动态血压监测的重要意义

高血压的诊断包括在诊室外用 24 小时动态血压监测或家庭血压监测，这些方法能识别白大衣高血压（WCH）及隐蔽性高血压（MH）。从 20 世纪 50 年代开始：①流行病学将高血压与心血管病危险联系起来；②出现了有效和安全的高血压治疗药物；③随机临床试验显示高血压的药物治疗对心血管病的预防非常有效；④人们发明了小型可携带的无创记录日常血压的仪器，这帮助人们洽当地做出诊断和评价治疗效果，准确测量真实生活的血压变得必要和可行。

⇒ *讨论*

1. 高血压患者 24 小时血压常有较大变异和波动 年龄越大，动脉硬化越严重，变异越大。一般来说，血压和精神、体力的负荷和紧张相关；即精神、体力负荷重时升高，轻松时降低。国外文献报道 24 小时收缩压可有 50~70 mmHg 的波动，舒张压可有 20mmHg 的波动。作者对动态血压监测（ABPM）的研究，发现 24 小时收缩压可有高达 100mmHg 的波动。笔者门诊有的老年高血压患者测血压 200mmHg，连续测 4 次血压，一次比一次低，最后为160mmHg，几分钟内可相差 40mmHg。曾有一位 69 岁女性高血压糖尿病患者，清晨 4 点钟起床乘长途汽车一个多小时，到医院上 3楼后，测血压为 195/98 mmHg，我让她休息 10 多分钟后再测血压为 120/69 mmHg，竟相差 75/29 mmHg，可见诊室偶测血压远不能反映和代表患者的真实血压状况，可误导诊断和治疗。

2. 诊室外测血压的优点

（1）可比诊室偶测血压获得更多的数据；更全面准确地反映患者血压的情况。

（2）可提示患者各种影响血压的因素和自身血压变化的规律。

（3）可检测出"清晨高血压""白大衣高血压""白大衣效应"及"隐蔽性高血压"，以免漏诊误诊。

（4）提高患者服药治疗和改良生活方式的依从性。

（5）了解对药物治疗的反应，减少治疗不足（控制不好）和治疗过度（如发生低血压）的发生，达到更好的治疗目的。

（6）与靶器官损害相关性更好。

（7）储存、打印和远程传输数据的可能性。

（8）家测血压省钱且便利。

总之，诊室外血压测量（包括 24 小时动态血压监测或家庭血压监测）对高血压的正确诊断、疗效观察、调整改进治疗方案、避免药物副作用和提高疗效，对提高高血压的知晓率、治疗率和控制率，对改善高血压患者预后，对减少国家和个人的经济负担等方面都大有好处。应大力提倡推广家测血压，有条件者进行动态血压监测。

3. 血压变异性　指的是一定时间内血压波动的程度。通常用动态血压标准差（SD，standard deviation）、变异系数（CV，coefficient of variability）及动态血压标准差与平均值的比值（SD/mean）来表示血压随着时间的推移所发生的变异，或一段时间内血压整体发生变化的程度。通常应用动态血压监测来分析 24 小时之内的血压变异性，也可以通过自测血压或者诊所多次测量血压来评价几分钟、几天、几周、几个月甚至几年的血压变异性，这就是从时间上将血压变异性分为短时和长时变异。根据 24 小时动态血压监测，高血压患者的血压变异性可分为几类：①如果高血压患者夜间血压下降幅度超过白天血压的 10%，称为勺型血压；②如果超过 20% 称为深勺型血压；③如果不足 10% 称为非勺型血压；④如果夜间血压反而比白天血压要高，称为反勺型血压。这是高血压患者一天内的短时血压变异性。血压发生变异提示人体正常的血压节律消失，这种变异性影响人体自我调节机能，造成相应脏器损害，从而与许多疾病的发生有关。血压变异性增大的情况如"晨峰血压"、体位性低血压，会在不同程度导致心、脑、肾等器官的恶化，影响预后。[20]

第八章　高脂血症

一、 高脂血症病案实录及讨论

病案1：建筑公司老板，每日应酬

男，49岁，曾在某县建设局当过副局长，现为建筑公司老板，负责工程项目，患高血压20年。父母均患高血压，父亲70岁时死于脑出血。患者应酬多，1星期7天每天有应酬；饮酒30年，可一次半斤；吸烟10多年。主诉：快走后胸痛1个月。患者肥胖。超重11 kg（身高172 cm，体重78 kg），血压154/104 mmHg，心率78次/分。高脂血症（验血：TC5.37 mmol/L，TG2.32 mmol/L，LDL3.32 mmol/L，HDL1.19 mmol/L），糖耐量减低（空腹血糖6.28 mmol/L），他说："过去吃过许多药，西药不起作用，现在在吃专门做的中药丸。"

➡️ *讨论*

（1）又是一例"三高"并肥胖的患者。此患者虽只47岁，却已具备至少6种心脑血管疾病的危险因素：高血压、高脂血症、高血糖、肥胖、吸烟、家族中风史（父亲死于中风）。危险因素越多，患者患心脑血管疾病的概率越高。"快走后胸痛"有可能是冠心病心绞痛，应进一步检查。

（2）患者说吃过许多西药，认为"西药不起作用"是不正确的认识，其高血压等问题未能有效控制的原因并非"西药不起作用"，而是持续的不良生活方式——每天在餐馆吃高盐、高脂、高糖的"美食"，饮酒，吸烟，"营养过剩"。要治好"三高"疾病，必须改变不良的生活方式，否则，服药效果是不好的。

（3）有一位类似的患者：男，47岁，在建筑公司负责采购，患高血压7年，糖尿病5年，冠心病5年，已做冠脉搭桥手术。心电图检查显示：I、avL、V_5、V_6导联ST段水平下移，T波倒置。患者一个季度来一次医院，不带病历，只来照单开药。他说："不忌嘴，啥子好吃，吃啥子，光想吃好的"，服药期间仍然在吃炖鸡汤、炖排骨汤等。这位患者自以为只要继续吃药就没事了，可不是这样啊！心电图仍显示心肌缺血，不改变不良的生活与饮食习惯，还会再发生心肌梗死，甚至猝死。医生治疗病人也不能只管开药，一定要指导患者改变不良的生活方式。

病案2：教授，心肌梗死手术后，认为"饿死不如饱死"

患者，女，66岁，某大学教授，患高血压，高脂血症。丈夫也是教授，高血压，高脂血症，高尿酸血症，肥胖，冠心病，陈旧性心肌梗死搭桥术后。我说："你们家饮食可能有问题，怎么两人都是高血压、高脂血症？"，她丈夫说："饿死不如饱死"，他们晚上看电视时，常吃五香花生米（有盐），平时爱吃咸菜、麻辣烫、豆乳腐，经常吃炖鸡汤和炖鸭汤。

⇒ *讨论*

（1）教授夫妇双双患高血压、高脂血症，甚至已发生心肌梗死做了搭桥手术，仍大吃大喝，很少看病。真是"高知"也无知，多么不珍惜自己的生命啊，难道吃比生命还重要吗？可能人人都知道生命可贵，人人都梦想长命百岁，但是现实生活中，却有大量的人天天在糟蹋自己的生命，一边在吃降压降脂等好几样药，一个月可花几百上千元，一边却在吃高盐、高脂、高糖的饮食，等于一边在吃药降压降脂，一边却自己给自己升压升脂，不仅控制不好疾病，浪费了药钱，还延误了治疗，加剧疾病的发展。

（2）炖鸡汤、炖鸭汤、炖排骨汤甚至炖骨头汤里面都含有大量的动物性饱和脂肪酸和胆固醇，高血压患者是不宜吃的，高脂血症、冠心病患者更不宜吃。

（3）对高血压和高脂血症不认真治疗控制的后果就是冠心病、心肌梗死、中风等并发症，冠心病做了搭桥手术并非一劳永逸，还可以再梗死，可以发生心脏扩大、心力衰竭、严重的心律失常甚至猝死等，所以必须认真对待和治疗，不能疏忽大意。

病案 3：从年轻时就爱吃"肥托托"的一位冠心病患者

患者，女 69 岁，在 × × 县某镇开饭馆 11 年余，患高血压、冠心病、频发室性期前收缩、病态窦房结综合征。心电图显示：广泛 ST 段下移，T 波倒置。她说："年轻时就爱吃'肥托托'（四川方言：大块的肥肉），从不吃水果。"动态心电图检查结果：频发室性期前收缩，交界性逸搏，24 小时大于等于 2

秒的长间隙达 4711 次，最长间歇 7 秒，病人说："当地医院医生喊马上来安起搏器"。血压 166/80 mmHg，心率 90 次 / 分，每分钟 20 多次期前收缩。

讨论

（1）肥肉是"垃圾食品"，应尽量少吃或不吃。

（2）职业和疾病有关，宾馆、餐馆、食堂工作的人员由于经常吃高盐、高脂、肉多的饮食，容易患高血压、高脂血症、冠心病等疾病，故这类人群要特别注意控制饮食，定期检查。

病案 4：年轻人"吃肉凶"有何危害?

患者，男，33 岁，做园林老板 4 年，过去开出租车、货车，发现高血压 1 个月。24 岁即开始长胖，目前肥胖，超重 20 kg（身高 170 cm，体重 85 kg）；吸烟 10 多年，一天 1 包；饮酒 10 多年，一天三四两，多时一斤，应酬多，喜吃肥肉，自称"吃肉凶"。血压 160/110 mmHg。

讨论

（1）本例患者年纪很轻，却已超重 20 kg，和他"应酬多，喜吃肥肉，吃肉凶"很有关系，而肥胖又是他患高血压的重要原因。

（2）吃肉吃得多，尤其是猪肉、牛肉、羊肉吃得多，动物脂肪和胆固醇的摄入就多，日积月累，就可导致高脂血症、肥胖等疾病。美国曾有学者指出："引发癌症和心血管疾病的主要罪魁祸首就是肉类和油脂的摄取"，研究提示：大肠癌、乳腺癌、卵巢癌、前列腺癌、子宫内膜癌、胆囊癌等癌症的发病都与脂肪摄入过多有关，尤其是肥胖者，因为血中胆固醇及脂肪酸增多会抑制免疫功能，许多有害物质是脂溶性的，食物中脂肪含量越高，有害物质（如一些农药、激素等）被吸收的可能性就越高。

（3）高血压患者要多吃蔬菜、水果，吃低脂乳制品，少吃含饱和脂肪和胆固醇多的食物，如猪肉、牛肉、羊肉，可以吃鱼肉，尤其是深海鱼，也可吃一些鸡肉、兔肉。

病案5："一辈子爱吃内脏"的一位高血压，冠心病患者

患者，男，54岁，××杂货公司老板。主诉：快走胸痛半年多。患者高血压1年多，患冠心病，吸烟28年，1~2包/日，已戒5、6年，饮酒20多年。他说他记得生意的事，不记得药名，并说："你看我的脸红红的，人家看我没病，好好的"，"一辈子爱吃内脏，猪肝"，"不吃猪油，咋个吃得下饭？一辈子吃猪油炒菜"。血压140/94 mmHg，心率76次/分，心电图示：V_3至V_6导联T波倒置，V_3、V_4导联典型冠状T波。

⇨ *讨论*

（1）动物内脏含胆固醇量很高：胆固醇是类脂的一种，在动物内脏，如肝、肾（腰子）、脑、肠，及动物脂肪，如猪油、牛油、奶油、肥肉和各种蛋的蛋黄中含量最高。含胆固醇的食物都是动物性食物，蔬菜、水果可抑制胆固醇的吸收，纤维素可缩短食物通过肠道的时间，促进胆固醇的排泄。含不饱和脂肪酸的植物油可促进胆固醇的氧化和胆固醇的运转，从而降低血中胆固醇的含量。食物中胆固醇含量高就会使血中胆固醇含量增高。

（2）高胆固醇血症是动脉粥样硬化最重要的危险因素，高血压也是致动脉粥样硬化的重要原因，因此高血压患者要严格限制含胆固醇的食物，否则即促进动脉粥样硬化的发展，导致冠心病、中风等疾患，就像这位患者，岁数并不很大，高血压病史也不久，就已经患上冠心病，心电图提示显著的前壁、侧壁心肌缺血。

（3）胆固醇和甘油三酯都是动脉粥样硬化的危险因素，低密度脂蛋白主要含胆固醇，极低密度脂蛋白主要含甘油三酯，高脂血症（胆固醇或甘油三酯增高或二者都增高）时，血液中的脂质以低密度脂蛋白和极低密度脂蛋白或其残片的形式，通过动脉内皮细胞直接摄取，或透过内皮细胞间隙，或与血管内皮细胞低密度脂蛋白受体结合，或通过受损后通透性增加的内皮细胞进入动脉血管壁内，形成动脉粥样硬化。

（4）流行病学调查的资料显示：饮食中动物脂肪含量越高，患冠心病的危险性也越大，比如西藏地区的居民动物性脂肪摄入量明显高于我国其他地区，每天喝酥油茶（有油有盐），冠心病、高血压的发病率明显高于我国其他地区。高血压患者的饮食原则为低盐、低脂、低胆固醇、低糖和高纤维素，即使是正常人也宜遵循这样的饮食原则。

二、 高脂血症治疗原则，方针

无论男性女性，何种年龄，一级预防（尚无动脉粥样硬化）或二级预防（已有动脉粥样硬化），均可参照以下原则。

（1）非药物治疗：改良生活方式，锻炼身体，控制体重，饮食要减少饱和脂肪和胆固醇的摄入，增加含天然抗氧化剂的水果蔬菜的摄入，戒烟，限制饮酒。

（2）要同时治疗和控制其他危险因素，如高血压、糖尿病等。

（3）药物治疗的目的是达到基于危险分层的目标值．

（4）他汀类药是降低总胆固醇（TC）和低密度脂蛋白胆固醇（LDL-C）最有效的药。

（5）他汀类药是二级预防的首选药。

（6）调脂药物一般须长期服用，如停止治疗，血脂水平常迅速回升到治疗前水平。因此应定期随访，复查血脂、肝肾功能及肌酸激酶等，并根据情况调整药物。

近 20 年的研究表明：LDL-C 具有很强的、独立的致动脉粥样硬化作用，如同时存在脂蛋白 a、甘油三酯增加，高密度脂蛋白胆固醇（HDL-c）降低，则其致病作用增加。因此，治疗高脂血症的主要目标是降低 LDL-C。降低 LDL-C 可使明显动脉粥样硬化者获益最大；可改善内皮功能，稳定斑块避免斑块破裂及血栓形成。越是高危的、危险因素多的病人，获益越大。

有学者的研究结果强调了使用他汀类药的重要性，认为不论是何种成分引起了冠心病，无论是高 LDL-C，低 HDL-c，还是高甘油三酯，病人都可通过使用他汀类药物降低 LDL-C 而获得益处。同时，降脂治疗应更加积极地应用于糖尿病和冠心病患者，对绝经期后妇女，他汀类药用作冠心病二级预防，比使用雌激素替代治疗更有价值。

三、 2014 年中国胆固醇教育计划血脂异常防治专家建议（摘要）

血脂异常包括高胆固醇血症、高甘油三酯血症、低高密度脂蛋白血症与混合型高脂血症 4 种类型，其中以低密度脂蛋白胆固醇（LDL-C）增高为主要表现的高胆固醇血症是动脉粥样硬化性心血管疾病（ASCVD，包括冠心病、缺血性卒中以及外周动脉疾病）最重要的危险因素。近 30 年来，我国居民中血脂异常的流行趋势日趋严重，对 ASCVD 的防治形成严峻挑战。

（一）ASCVD 一级预防中血脂异常的干预

ASCVD 一级预防的目标人群是尚无冠心病、缺血性卒中和外周血管疾病病史的人群。

1. 一级预防中需要干预的血脂异常类型　临床常规检验提供的血脂参数，包括总胆固醇（TC）、高密度脂蛋白胆固醇（HDL-c）、LDL-C、极低密度脂蛋白胆固醇（VLDL-c）与甘油三酯（TG）。流行病学与观察性研究发现，LDL-C 水平与 ASCVD 的发病风险密切相关。随着 LDL-C 水平增高，ASCVD 的发病率与致死致残率也增高。近年先后结束的大量研究证实，低密度脂蛋白（LDL）是致动脉粥样硬化病变的基本因素。基础研究发现，LDL 通过血管内皮进入血管壁内，在内皮下滞留的 LDL 被修饰成氧化型 LDL，后者被巨噬细胞吞噬后形成泡沫细胞。泡沫细胞不断增多融合，构成动脉粥样硬化斑块的脂质核心。鉴于 LDL 在 ASCVD 发生的病理生理机制中的核心作用，并且大量随机化临床研究也证实降低 LDL-C 可显著减少 ASCVD 事件风险，因此在降脂治疗中，应将 LDL-C 作为主要干预靶点。同时，近年来日渐增多的证据显示，极低密度脂蛋白（VLDL）与 ASCVD 的发病风险也密切相关，因而 VLDL-c 应成为降胆固醇治疗的另一个可能的目标。LDL-C 与 VLDL-c 统称为非 HDL-c，二者包括所有致动脉粥样硬化性脂蛋白中的胆固醇，因此非 HDL-c 可作为 LDL-C 的替代指标。临床上，非 HDL-c 数值由 TC 值减去 HDL-c 值而获得。流行病学研究发现，HDL-c 与 TG 水平也与 ASCVD 的发病存在相关性，HDL-c 水平降低和（或）TG 水平增高的人群中，ASCVD 的发病风险也增高。然而，近年来所完成的多项以升高 HDL-c 和（或）降低 TG 为治疗目标的药物试验未能降低主要心血管终点事件发生率。目前仍建议以 LDL-C 为干预血脂异常的主要靶点。在保证 LDL-C 或非 HDL-c 达标的前提下，力争将 HDL-c 和 TG 控制于理想范围（HDL-c ≥ 1.04 mmol/L，TG < 1.7 mmol/L）。生活方式治疗是升高 HDL-c 和（或）降低 TG 的首要措施。若 TG 严重升高（≥ 5.6mmol/L，1 mmol/L=1mg/dl × 0.0113）时，为降低急性胰腺炎

风险，可首选贝特类或烟酸类药物治疗。因为缺乏临床终点获益证据，目前不建议应用他汀之外的药物升高 HDL-c。

2. 降胆固醇的治疗措施　无论患者心血管危险水平如何，均应进行生活方式治疗指导。部分患者在生活方式干预的基础上仍需降胆固醇药物治疗。

（1）生活方式干预方案：生活方式治疗应包括以下内容：①控制饮食中胆固醇的摄入，饮食中胆固醇摄入量每日 200 mg 以内，饱和脂肪酸摄入量不超过总热量的 10%，反式脂肪酸不超过总热量的 1%，增加蔬菜、水果、粗纤维食物、富含 ω-3 脂肪酸的鱼类的摄入，食盐摄入量控制在每日 6 g 以内，限制饮酒（酒精摄入量男性每日不超过 25 g，女性每日不超过 15 g）；②增加运动，每日坚持 30~60 分钟的中等强度有氧运动，每周至少 5 天，需要减重者还应继续增加每周运动时间；③维持理想体重指数，通过控制饮食总热量摄入以及增加运动量，将体重指数维持在 25 kg/m² 以内；④控制其他危险因素，对于吸烟的患者，戒烟有助于降低 ASCVD 危险水平。

一些轻度或低危的血脂异常患者，经有效生活方式干预可将其血脂控制在理想范围。即便必须应用药物治疗者，积极有效的治疗性生活方式改善也有助于减少用药剂量。同时，强化生活方式干预不仅有助于降低胆固醇水平，还可对血压、血糖以及整体心血管健康状况产生有益的影响，有效降低 ASCVD 的发病风险。改善生活方式应作为血脂异常管理以及预防 ASCVD 的核心策略。

（2）药物治疗：目前我国临床常用的调脂药物主要包括他汀

类、贝特类、烟酸类以及胆固醇吸收抑制剂等。在上述各类药物中，他汀类药物具有最充分的随机化临床研究（RCT）证据，是被RCT证实可显著改善患者预后的调脂药物。我国研发的以洛伐他汀为主要活性成分的血脂康的临床应用亦很广泛。自1994年斯堪的纳维亚辛伐他汀存活试验（4S研究）结果发表20年以来，陆续完成的一系列他汀干预试验有力证实了此类药物的疗效。这些研究显示，对于伴或不伴胆固醇升高的心血管高危人群，他汀类药物可有效降低ASCVD的发生率和总死亡率，因而被视为防治心血管疾病的核心药物。心肾保护研究（SHARP研究）表明，对于慢性肾病患者，联合应用辛伐他汀与依折麦布可显著降低不良心血管事件的发生率。贝特类与烟酸类药物一直广泛应用于临床。这两类药物不仅能够显著降低TG、升高HDL-c水平，还可中等程度地降低LDL-C水平。近年来先后结束的数项随机化临床研究发现，贝特类与烟酸类药物虽可降低TG并升高HDL-c，却未能显著减少受试者主要心血管终点事件与全因死亡率。因此，不推荐首选这两类药物用于血脂异常药物干预，除非患者TG严重升高或患者不能耐受他汀类药物治疗。当患者经过强化生活方式干预以及他汀类药物充分治疗后TG仍不达标时，可考虑在他汀类药物治疗基础上加用非诺贝特或烟酸缓释剂。临床上应根据患者具体情况确定个体化的他汀类药物用药剂量，在追求LDL-C和（或）非HDL-c达标的前提下，需考虑安全性、耐受性和治疗费用。与白种人比较，我国人群平均胆固醇水平较低。中国糖尿病和代谢紊乱研究表明，我国居民平均TC水平为4.72 mmol/L，明显低于欧美国家居民。我国大多数患者经过中等强度（可使 LDL-C 平均降低 30%~50%）甚至低强度（可使 LDL-C 平均降低不足 30%）的他汀类药物治疗即可使 LDL-C 达标。此外，我国人群对于高强度他汀类药物治疗的耐受性较白种人差，治疗费用显著高于欧美国家，因此 2013 年 ACC/AHA 降胆固醇治疗新指南所提出的高强度他汀治疗策略不适用于我国。在保证 LDL-C 和（或）非 HDL-c 达标的前提下，使用合理剂量的他汀类药物有助于以最低的经济学代价获取最佳的疗效/安全性平衡。临床上，少数患者可能不能耐受常规剂量的他汀类药物治疗，此时可考虑以下措施：①更换另一种药代动力学特征不同的他汀类药物；②减少他汀类药物剂量或改为隔日一次用药；③换用其他种类药物（如依折麦布）替代；④单独或联合使用贝特类或烟酸缓释剂；⑤进一步强化生活方式治疗；⑥若患者需要使用但不能耐受大剂量他汀类药物治疗，可用中小剂量他汀类药物联合依折麦布使用。

3. 降胆固醇治疗目标值　基于现有流行病学和临床研究，根据患者整体心血管风险水平确定适宜的降胆固醇目标值是实用且合理的。明确治疗目标值，有助于临床医生根据患者基线胆固醇水平选择适宜的药物种类与剂量，保证治疗有效性的同时最大程度降低治疗相关的不良反应风险与治疗费用。现行的中国成人血脂异常防治指南根据有无危险因素与 ASCVD 对血脂异常患者进行危险分层。对于无 ASCVD 的心血管低危、中危、高危患者，我国指南所推荐的 LDL-C 目标值分别为（4.1mmol/L、3.4mmol/L 和

2.6mmol/L，单位换算：1mmol/L=1mg/dl × 0.0259），超过此值即应启动生活方式干预和（或）药物治疗。上述建议是综合考虑我国居民中血脂异常的流行病学特征与现有临床研究证据后所做出的，仍应作为我国当前血脂管理的基本准则。基于"胆固醇理论"以及近年来陆续发表的多项新研究成果，在一定范围内继续降低 LDL-C 或非 HDL-c 水平可能有助于进一步降低患者心血管风险，在充分权衡药物治疗的获益 / 风险以及卫生经济学平衡状态后，可考虑更严格的胆固醇控制方案（表 1）。若 LDL-C ≥ 4.9 mmol/L 且无其他危险因素，建议将 LDL-C 降低 50% 以上作为其目标值。

表 1　ASCVD 一级预防与二级预防降胆固醇治疗的目标值

临床疾患和（或）危险因素	目标 LDL-C（mmol/L）
ASCVD	< 1.8
糖尿病 + 高血压或其他危险因素	< 1.8
糖尿病	< 2.6
慢性肾病（3 期或 4 期）	< 2.6
高血压 +1 项其他危险因素	< 2.6
高血压或 3 项其他危险因素	< 3.4

注：ASCVD 为动脉粥样硬化心血管疾病；LDL-C 为低密度脂蛋白胆固醇；其他危险因素包括年龄（男 ≥ 45 岁，女 ≥ 55 岁）、吸烟、高密度脂蛋白胆固醇 < 1.04 mmol/L、体质指数 ≥ 28 kg/m^2、早发缺血性心血管病家族史。

（二）ASCVD 二级预防中血脂异常的干预

二级预防的目标人群是已经患有 ASCVD 的患者。大量临床研究证据表明，合理应用他汀类药物治疗可显著改善 ASCVD 的临床预后，故他汀类药物适用于所有无禁忌证的 ASCVD 患者，应指导患者坚持长期用药治疗。由于临床获益证据不足，其他种类的调脂药物（如贝特类、烟酸类、胆固醇吸收抑制剂等）不作为首选治疗药物，除非患者存在前文所述的特殊情况。按照我国现行的成人血脂异常防治指南，所有确诊冠心病或其等危症（其他ASCVD 或糖尿病）的患者在血脂异常危险分层中均属于高危人群，建议将其 LDL-C 控制在 2.6 mmol/L 以下。急性冠状动脉综合征或 ASCVD 合并糖尿病的患者发生不良心血管事件的风险进一步增高，被视为极高危人群，我国指南建议将其 LDL-C 控制在 2.1 mmol/L 以下。近年发表的多项临床研究结果显示，对于高危或极高危的ASCVD 患者，进一步降低 LDL-C 水平可能更多获益。2010 年发表的降胆固醇治疗协作组（CTT）荟萃分析显示，与 LDL-C ≥ 2.0 mmol/L 的患者相比，基线 LDL-C 低于此水平的患者应用他汀类药物治疗仍可获益。基于上述研究结论，在我国成人血脂异常防治指南的基本框架内，在充分考虑到患者获益 / 风险比以及药品价格的因素前提下，专家组建议应用他汀类药物将 ASCVD 患者的 LDL-C 控制在 1.8 mmol/L 以下，非 HDL-c 控制在 2.6 mmol/L 以下。若经他汀类药物治疗后患者 LDL-C 不能达到此目标值，可将基线 LDL-C 水平降低 50% 作为替代目标。对于我国指南中所界定的极高危患者（即急性冠状动脉综合征或 ASCVD 合并糖尿病）以及冠状动脉介入治疗围手术期患者，均应与其他类型冠心病患者一样对待，采取相同的强化降脂策略。若患者不能耐受中等强度他汀类药物治疗，可以采取前文所述的替代方法。经过常规剂量他汀类药物治疗后若其 LDL-C 仍不能达标，可在密切监视下增加他汀类药物剂量，或考虑联合应用其他降脂药物。我国人群对于大剂量、高强度他汀类药物治疗的耐受性较差，发生肝毒性、肌肉毒性的风险明显高于欧美国家患者，并且中等强度他汀类药物治疗已经可以使大多数患者的 LDL-C 达标，因此不推荐我国患者常规进行大剂量高强度他汀类药物治疗。

ASCVD 的二级预防中，若患者同时有高甘油三酯（TG）血症（TG ≥ 2.3 mmol/L），经过适当强度（一般为中等强度）的他汀类药物治疗后非 HDL-c 仍不达标者，可在他汀类药物治疗基础上加用非诺贝特或缓释烟酸。

他汀类药物治疗是血脂异常防治以及 ASCVD 一级预防与二级预防的基石。对于具备他汀类药物治疗适应证的患者应及时启动治疗，并根据具体情况确定适宜的治疗强度。只要合理用药，他汀类药物具有良好的安全性，其肌肉毒性与肝毒性以及对血糖的不良影响发生率很低，长期治疗的获益远大于不良反应风险。LDL-C 达标后，需要长期维持治疗并使 LDL-C 控制在目标值以下。

对于 ASCVD 的二级预防，尽管他汀等药物治疗至关重要，但还是要充分强调生活方式治疗的重要性。对于 ASCVD 患者及其高危人群，应采取非药物治疗与药物治疗并重的策略，综合防控血脂异常、高血压、高血糖、吸烟、缺乏运动、超重和（或）肥胖等危险因素，合理应用抗血小板药物。只有这样，才能最大限度地减少 ASCVD 的发生和致死、致残的风险。

四、 | 中国成人血脂异常防治指南（2016）摘要

1. 血脂异常与我国心血管病发病率增加有密切的关系。

近 30 年来，中国人群的血脂水平逐步升高，血脂异常患病率明显增加。中国成人血脂异常总体患病率高达 40.4%。人群血清胆固醇水平的升高将导致 2010—2030 年间我国心血管病事件约增加 920 万。2012 年全国调查结果显示，高胆固醇血症的患病率为 4.9%；高甘油三酯（TG）血症的患病率为 13.1%；低高密度脂蛋白胆固醇（HDL-c）血症的患病率 33.9%。

2. 降低血液中的低密度脂蛋白胆固醇或总胆固醇指标，可减少冠心病和脑卒中等致死、致残性疾病的风险。

冠心病、脑卒中和外周动脉疾病等，是导致我国居民致残、致死的主要心血管病，统称为动脉粥样硬化性心血管疾病。虽然其发生发展是一个漫长的过程，但动脉粥样硬化性疾病首次发病就可能有致死、致残的高风险。而有效控制血脂异常，对预防冠心病和脑卒中等疾病有重要意义。以低密度脂蛋白胆固醇（LDL-C）或总胆固醇升高为特点的血脂异常，是动脉粥样硬化性心血管疾病重要的危险因素；无论采取何种药物或措施，只要能使血低密度脂蛋白胆固醇下降，就可稳定、延缓或消退动脉粥样硬化病变，并能显著减少这些致死、致残性疾病的发生率、致残率和死亡率。

其他类型的血脂异常，如血中甘油三酯增高或高密度脂蛋白胆固醇降低与动脉粥样硬化性疾病发病危险的升高也存在一定的

关联。

3. 定期检查血脂是防治心血管病的重要措施。

早期检出血脂异常，监测血脂水平变化，是预防动脉粥样硬化性心血管病的重要措施。

血脂检查的重点对象包括以下人群。

（1）有动脉粥样硬化性心血管病病史者。

（2）有高血压、糖尿病、肥胖、吸烟等多种心血管病危险因素者。

（3）有早发性心血管病家族史者（指男性一级直系亲属在55岁前或女性一级直系亲属在65岁前患缺血性心血管病），或有家族性高脂血症患者。

（4）皮肤或肌腱黄色瘤及跟腱增厚者。

4. 采取健康的生活方式是防治血脂异常和动脉粥样硬化性心血管疾病的基本策略。

血脂异常明显受饮食及生活方式的影响，饮食治疗和生活方式改善是治疗血脂异常的基础措施。无论是否进行药物调脂治疗，都必须坚持控制饮食和改善生活方式。良好的生活方式包括坚持健康饮食、规律运动、远离烟草和保持理想体重。生活方式干预是一种成本效益比和风险获益比最佳的治疗措施。无论是否选择药物调脂治疗，都必须坚持控制饮食和改善生活方式。建议每日摄入胆固醇小于300mg，尤其是已有动脉粥样硬化心血管病的人群和其他高危人群，摄入脂肪不应超过总能量的20%~30%。高甘油三酯血症者更应尽可能减少每日摄入脂肪总量，每日烹调油摄入应少于 30g。脂肪摄入应优先选择富含 ω–3 多不饱和脂肪酸的食物（如深海鱼、鱼油、植物油）。建议每日摄入碳水化合物占总能量的 50%~65%。选择食用富含膳食纤维和低升糖指数的碳水化合物替代饱和脂肪酸。碳水化合物摄入以谷类、薯类和全谷物为主，其中添加糖摄入不应超过总能量的 10%（对于肥胖和高甘油三酯血症者要求比例更低）。建议每周 5~7 天，每次进行 30min 中等强度运动，有心脑血管病者应在医生的指导下进行身体活动。

5. 依据动脉粥样硬化性心血管病的发病危险，采取不同强度的干预措施是血脂异常防治的核心策略。

调脂治疗需设定目标值：（1）极高危者 LDL–C < 1.8 mmol/L；（2）高危者 LDL–C < 2.6 mmol/L；（3）中危和低危者 LDL–C < 3.4 mmol/L；（4）LDL–C 基线值较高不能达目标值者，LDL–C 至少降低 50%。极高危患者 LDL–C 基线在目标值以内者，LDL–C 仍应降低 30% 左右。

临床调脂若要达标，首选他汀类调脂药物。治疗起始宜应用中等强度他汀类药物，根据个体调脂疗效和药物耐受情况，可适当调整剂量，若胆固醇水平不能达标，可与其他调脂药物联合使用。用药时要注意观察调脂药物的不良反应。他汀类药物可在一天内任何时间段服用，每天 1 次，但在晚上服用时 LDL–C 降低幅度可稍有增多。调脂治疗取得预期疗效后应继续长期应用他汀类药物，如能耐受应避免停用。有研究提示，停用他汀类药物有可能增加心血管事件的发生概率。如果应用他汀类药物后出现不良反应，可采用换用另一种他汀类药物、减少剂量、增加用药间隔如改为隔日服用或换用非他汀类调脂药等方法处理。

（全文见：中华心血管病杂志，2016，44（10）：833~853）

第九章　糖尿病

2 型糖尿病病案实录及讨论

病案 1：自幼爱吃糖，"三高"，冠心病

患者，女，70 岁，××省××厅退休干部，高血压 11 年，胸痛两三年，两三天一次，每次数分钟，头昏 1 周，走路不稳。自述：自幼爱吃糖，经常吃"沙琪玛"、米花糖、麻花、水果糖等甜食，丈夫江苏人，炒菜习惯放糖，如糖醋排骨、糖醋鱼。检查：肥胖，超重 27kg，血压 150/70 mmHg，心率 72 次 / 分，验血：总胆固醇 5.71 mmol/L，甘油三酯 4.2 mmol/L，尿酸 358 mg/dL，空腹血糖 5.16 mmol/L，饭后 2 小时血糖 13.3 mmoL/L，心电图：Ⅰ、avL、V_3、V_4、V_5、V_6 导联 ST-T 改变。诊断：高血压、高脂血症、2 型糖尿病、冠心病。

⇨ *讨论*

（1）"爱吃糖"是一个不好的习惯，是本例患者患糖尿病和肥胖的重要诱因。高血压患者约有一半可合并患糖尿病，也容易合并高脂血症，故高血压患者不仅要严格的施行低盐饮食，还应施

行低脂低糖饮食。

（2）高血压、年龄、肥胖都是糖尿病的致病因素，肥胖和高血压患者也易合并高脂血症，本患者具备这些致病因素，又不注意控制饮食，发生糖尿病和高脂血症也就是必然的了。患者至少具有4种心血管疾病的危险因素：老年、高血压、高脂血症、糖尿病，因此就导致和加重了动脉粥样硬化和冠心病。因此，凡是有这些危险因素的病人都应定期到医院做检查，要建立良好的生活、饮食习惯，防止糖尿病和心脑血管疾病的发生。

病案 2：酷爱吃糖的脑梗死患者

患者，男，70 岁，××省××局退休干部，高血压 10 多年，3 年前因头晕、走不稳就诊，CT 及核磁共振诊断腔隙性脑梗死，住院治疗好转，出院后服用雅施达 1 天 1 片至今，以后即未再看病。患者此次头昏来看病。爱人说："他从小特爱吃糖，每天早晨吃灵芝粉，放两匙蜂蜜，牛乳、豆浆都要放糖，吃稀饭也要放糖"，并说："你给他放糖，他还嫌少了"，"他爱吃汤圆，爱吃点心、蛋糕，吃西红柿也爱放糖，就喜欢吃甜的"，还说他"不爱动，也不做事"。患者验血结果：总胆固醇 6.5 mmol/L，甘油三酯 1.77 mmol/L，低密度脂蛋白 4.64 mmol/L，空腹血糖 12 mmol/L，为"三高"患者。

⇨ *讨论*

（1）患者有高血压、高脂血症，加上"不爱动、不做事"，因此发生严重的动脉粥样硬化，脑动脉硬化，小血管内血栓形成，引起腔隙性脑梗死。"不爱动、不做事"，即所谓"静坐不动"的生活方式也是发生动脉粥样硬化、心脑血管疾病很重要的一个危险因素。运动可促进血液循环，对降低血压、血糖、血脂都有好处，正常人要运动，有高血压、高脂血症、糖尿病的病人更要有运动的习惯，但是已经有心脑血管疾病的病人要注意不要进行激烈的运动，饭后一个多小时以内不要过多过久和激烈地运动，因为饭后大量的血液循环到腹腔帮助消化食物，回心血量减少，心排出量减少，血压下降，会减少心、脑血管的供血量，如果这时又去运动，四肢也须要更多的血液供给，就会进一步加重心脑血管的供血不足。

（2）患者未及时、定期的复诊，因此对"三高"未能及时诊断进行治疗，生活饮食习惯上也未及时得到医生的指导，故病情继续发展。

（3）患者就诊时神志清楚，四肢活动正常，但表情淡漠，不时地哭泣，会说话但不说话，病情均由爱人述说，为脑梗死后遗症，脑血管供血不足，脑细胞功能显著受损和减退的表现。对这样的病人应认真治疗"三高"等疾病，并鼓励病人活动和锻炼身体，多多动脑、动嘴、动手、动腿，多和人群接触和交谈，以免发展成严重的老年痴呆，那样，患者的生活质量会越来越差，成为家庭和社会的沉重负担。

二、 糖尿病危险因素

（1）超重或肥胖。

（2）有 2 型糖尿病家族史，特别是一级亲属。

（3）老年。糖尿病危险随年龄增加而增加。

（4）高血压。

（5）血脂异常。

（6）过去曾有过空腹血糖不正常的情况。

（7）过去曾有过口服葡萄糖耐量试验不正常的情况。

有危险因素的人应每年检查，不能因为没有症状而忽视糖尿病风险。

糖尿病患者多无明显症状；可出现以下症状：视力模糊，尿路感染，皮肤干燥 / 发痒，肢体麻木或刺痛；非经常性出现的症状有：多尿、口渴、食欲增加、夜尿、体重减轻。

三、 糖尿病诊断标准：符合下列任意一条即可

（1）有糖尿病的症状（多饮、多尿、原因不明的体重下降），并且随机静脉血糖 ≥ 11.1 mmol/L。

（2）空腹状态下（禁止摄入食物 8 小时以上）测静脉血糖 ≥ 7.0 mmol/L。

（3）口服葡萄糖耐量测试（OGTT）2 小时后静脉血糖 ≥ 11.1 mmol/L。

（4）非空腹的糖化血红蛋白 HbA$_1$c 检验值 ≥ 6.5%。

以上的检测往往需要进行两次，或者加做口服糖耐量测试等来帮助诊断。

四、 糖尿病可致许多严重的并发症，故应认真对待

（1）急性并发症：酮症酸中毒，非酮症高渗性糖尿病昏迷，低血糖症，乳酸酸中毒。

（2）慢性并发症：①微血管并发症——糖尿病视网膜病、糖尿病肾病、外周神经系统病变；②大血管病变——冠状动脉病、脑血管病、周围血管病。慢性并发症已成为糖尿病患者致死、致残的主要原因。糖尿病患者具有更高的心血管疾病危险，在 Framingham 研究随访的 20 年中，心血管疾病发生率在 1 型 2 型糖尿病患者中均高于非糖尿病患者；这一比例在男性中是 2 倍，在女性中是 3 倍。

五、 糖尿病治疗策略

（1）饮食控制。

（2）体育锻炼。

（3）药物治疗。

（4）控制其他心血管危险因素，如高血压、血脂异常、吸烟、肥胖等。

六、 糖尿病治疗目标

纠正代谢异常，消除症状，防止并发症，防止长期高血糖引起的胰岛细胞损伤，恢复正常体重、体力和社会生活。

糖尿病控制目标总表

检测项目	理想	控制较好	控制较差
空腹血糖（mmol/L）	4.4~6.1	≤ 7.0	> 7.0
餐后血糖（mmol/L）	4.4~8.0	≤ 10	> 10
HbA_1c（%）	< 6.5	6.5~7.5	> 7.5
血压（mmHg）	< 130/80	130/80~140/90	≥ 140/90
BMI［男（女）］	< 25（24）	< 27（26）	≥ 27（26）
总胆固醇 TC（mmol/L）	< 4.5	4.5~6.0	> 6.0
甘油三酯 TG（mmol/L）	< 1.5	1.5~2.2	> 2.2
高密度脂蛋白胆固醇 HDL（mmol/L）	> 1.1	1.1~0.9	< 0.9
低密度脂蛋白胆固醇 LDL-C（mmol/L）	< 2.6	2.6~3.3	> 3.3

第十章　肥　　胖

一、 肥胖病案实录及讨论

　　我的肥胖病人中有很多老板，给我的感觉是老板们的病很类似，举例如下。

　　病案 1：××，男，51 岁，××集团营销经理，全国到处出差，业务繁忙，诊病时接了 3 个电话。患者高血压 10 多年；饮酒 26 年，之前每天饮酒三四两甚至半斤，有时一斤，近一年每天饮酒不到 2 两；吸烟 34 年，一天一包；自驾车 5 年患者 2 年前体重 95 kg，近已减为 78 kg（身高 168 cm，标准体重简易计算应为 63 kg）。患者自述服复方降压片一天 6 片，已有 7~8 年，血压最高 130/90 mmHg，现因心悸胸闷 3~4 天来就诊。门诊血压 114/70 mmHg，心率 70 次 / 分，血糖 7.32 mmol/L，血甘油三酯 4.66 mmol/L，验血这两项指标均增高。

　　病案 2：×××，男，46 岁，×××设计院总工程师，爱人陪伴来就诊。患者患高血压 5~6 年，当领导 14 年，出门只坐车，饮酒 10 多年，每日饮酒近 1 斤，每周应酬 3 至 7 次。患者肥胖，身高 172 cm，体重 100 kg，标准体重简易计算应为 67 kg，超重 33 kg。爱人说："他完全不在意，我妈和我催促才吃的降压药，服北京降压 0 号，1 天 1 片，服药一年多，有时吃有时不吃，吃耍耍药，刚才在门口还说来看病是浪费时间。"症状：上楼心累气短。患者血压 150/100 mmHg，心率 70 次 / 分。验血结果：甘油三酯 10.48 mmol/L，胆固醇 7.41 mmol/L，血糖 7.97 mmol/L，三次指标均增高。患者心电图不正常：avF 导联 T 波平坦，V_4~V_6 导联双向下波。

⇒ **讨论**

（1）上述肥胖患者的共同特点是：出门坐车，不运动，几乎一日三餐都在饭店或宾馆吃高盐高脂高糖的"美味佳肴"，嗜酒，因此肥胖，因此而患"三高"疾病，因此而患心脑血管疾病。

（2）有一次一位 30 多岁的银行行长由爱人和单位同事"逼着"来看病，病人问我有没有吃一次管高血压三天的药。他们怕花时间看病，怕花时间锻炼身体，甚至舍不得花一两分钟吃药，却花费大量大量的时间应酬。应酬就是他们重要的"工作"和生活内容。

（3）舍不得花时间看病，舍不得花时间锻炼身体，舍不得花一两分钟吃药，却是舍去了健康，舍去了生命。常有三五十岁的"老总""名人"猝死（死于心肌梗死，死于中风）的新闻，都是些深刻的教训，足以为戒！（请详读附录：猝死的发生和预防）

二、 肥胖和病态肥胖：严重的社会和健康问题

肥胖的定义：根据北京阜外医院流行病学研究室的研究结果，建议中国人的体重指数（BMI）在 18.5~23.9 为正常，24~27.98 为超重，大于等于 28 为肥胖。中国男性正常腰围应控制在 85 厘米以内，80~85 厘米为超重，85 厘米及以上为肥胖；女性的腰围应控制在 75 厘米以内，75~80 厘米为超重，80 厘米及以上为肥胖。

病态肥胖的定义：BMI 达到 40 或 40 以上，这大约等同于超过理想体重 50 千克。病态肥胖在临床上又称为严重肥胖或极度肥胖，是一种慢性病，对健康有很大影响，而且可以致残。病态肥胖的人常常不只罹患一种以上的疾病，以致会缩短寿命并使生活质量明显下降。

肥胖发生率：中国肥胖人口正急剧增长，据报道中国目前有超过 25% 的成年人属于超重或肥胖，而且增长速度还在加快。中国人的腰围比世界其他任何一个地方的人增长都快；2000 年中国的超重人口 7000 多万，2005 年成年人超重率已达 22.8%，肥胖率为 7.1%，估计人数分别为 2 亿和 9000 多万。2005 年流行病学调查表明，北京 18 岁以上成人的超重和肥胖率已高达 49.6%，在全国居首位，接近一半的人面临肥胖问题。据一份调查报告，目前中国极重度肥胖者比例为 3.01%，约为 3900 万；美国约有 61% 的人超重，病态肥胖者比例高达 27%。

肥胖及病态肥胖对健康的影响：超重导致的发病率和死亡率

与超重的程度成正比；肥胖可使健康状况恶化，生活质量降低，寿命缩短。随着 BMI 的升高，过早死于一系列疾病的风险也随之增大。

研究结果显示：男性腰围 ≥ 85 厘米时，高血压患病率为 42.6%，糖尿病患病率为 6.6%，危险因素聚集为 42.1%，女性结果与男性相似。冠心病和脑卒中，尤其是缺血型脑卒中发病率，均随 BMI 增高而升高。病态肥胖时死亡率会急剧升高；病态肥胖的人发生降低活动能力与生活质量疾病的风险，特别是 2 型糖尿病、胆囊病和骨关节炎发病率常随 BMI 的升高而增高。研究还发现有些病态肥胖的人死亡年龄还不到 20 岁。病态肥胖可影响身体所有系统的功能，还可导致或加重抑郁症。

常与肥胖共存的疾病：

✦ 心血管系统：慢性静脉功能不全，高血压，动脉粥样硬化，深静脉血栓，周围血管病。

✦ 消化系统：反流性食管炎，胆囊病，脂肪肝。

✦ 内分泌及代谢系统：2 型糖尿病，胰腺炎，高脂血症，痛风。

✦ 肌肉骨骼系统：骨关节炎，类风湿性关节炎，椎间盘突出。

✦ 神经系统：腕管综合征（CTS），脑卒中。

✦ 呼吸系统：哮喘，肥胖低通气综合征，睡眠呼吸暂停综合征，肺动脉高压。

✦ 生殖系统：不育症，月经异常，妊娠异常，多囊性卵巢病，阳痿。

✦ 泌尿系统：尿失禁，肾病。

　　✦ 皮肤：蜂窝织炎，霉菌性皮肤感染，脂膜炎。

　　✦ 免疫系统：癌症（乳腺癌、前列腺癌、结肠癌），伤口及感染愈合差。

　　由上可知，肥胖对健康的影响严重、广泛，它与上述多种疾病的发生发展有关，与上述多种疾病的发病率、死亡率密切相关，因此是一个十分严重的大众健康问题和公共卫生问题。它所引起的疾病对个人、家庭、社会、国家造成了沉重的负担（精神的、生活的、经济的负担），因此可以说它是一个严重的社会问题，须引起各方高度重视，认真研究，采取积极有效措施，加以防治。

三、　腹内肥胖病是高危肥胖

　　研究显示：腹内肥胖病（腹型肥胖）是高危肥胖，是心脏代谢危险因素，和胰岛素抵抗、炎性标志物增高、血脂异常和高血压相关联。现已认识到腹内肥胖病是心血管疾病和 2 型糖尿病的重要危险因素。

（一）腹部肥胖与心血管事件

　　腹部肥胖是一个重要的临床和公共卫生问题。腰围是腹部肥胖病的首要临床指标，是与肥胖相关的心血管疾病危险水平的预测因子。人群心血管病相关死亡率、心肌梗死率和全因死亡率与腰围成正比。有研究表明高腰围（男＞ 100 厘米，女＞ 76 厘米）会导致冠心病危险增加。

（二）腹部肥胖与 2 型糖尿病

有学者在 27270 例男性中评价 3 项关键参数——腰围、体重指数（BMI）、腰臀比例与 2 型糖尿病的关系，所有 3 项测量均强有力并且独立地预测 2 型糖尿病危险。

（三）肥胖特别是腹部肥胖与血脂异常和高血压相关联

腹部肥胖与血脂异常、胰岛素抵抗、血糖升高、高血压和促血栓和促炎症状态相关联。腹部肥胖特别和血压、低密度脂蛋白胆固醇、甘油三酯的升高及载脂蛋白 B、高密度脂蛋白胆固醇的降低相关联。美国国家健康与营养调查（NHANES）的资料显示：腰围与高血压相比 BMI 与高血压更密切相关，表明作为体重的筛查工具，腰围比 BMI 更有效。

（四）腹部脂肪增加比皮下脂肪增加更危险的原因

具体机制尚未解释清楚，但与胰岛素抵抗有联系。脂肪组织过去被认为是无作用的储藏仓库，但现在医学界认为脂肪组织是一个复杂且高度活跃的代谢和内分泌器官。脂肪组织可分泌具生物活性的、在局部和全身都起作用的肽——adipokines；脂肪因子。

✦ 脂肪组织表达和分泌多种多样的生物活性因子，包括 细胞因子、炎症介质、脂肪酸和脂肪因子，如瘦蛋白（leptin，即瘦素）和脂连蛋白（adiponectin）。这些因子在局部（自分泌 / 旁分泌）和全身（内分泌）水平起调节作用。

✦ 脂肪组织表达各种受体，使之对传统的激素系统及中枢神经系统传入的信号做出反应。

✦ 脂肪组织包含代谢机制，涉及协调种种生物过程，包括能量代谢和神经内分泌功能。将老鼠内脏脂肪切除，可改善胰岛素作用，并延迟 2 型糖尿病的发生。资料提示防止内脏脂肪聚积可显著减少胰岛素抵抗和糖尿病的发生。

✦ 过多的腹部脂肪触发 C 反应蛋白（CRP）水平升高；CRP升高表明体内存在炎症，并能预测心血管疾病和胰岛素抵抗。过多腹部脂肪常伴 C 反应蛋白（CRP）和游离脂肪酸（FFAs）水平升高以及脂连蛋白水平降低。

✦ FFA 水平升高是胰岛素抵抗的一个原因。

✦ 在动物模型中，脂连蛋白减少与胰岛素抵抗强烈相关，而脂连蛋白增加则能改善胰岛素敏感性。

过多腹部脂肪是对心血管和代谢健康的一个巨大威胁。腹部肥胖伴脂连蛋白减少，这也会促进胰岛素抵抗。脂连蛋白在脂肪和葡萄糖代谢的调节中起关键作用。这种脂肪衍生的激素具有使胰岛素敏感和抗动脉粥样硬化的性质。临床研究表明，脂连蛋白减少与 2 型糖尿病和心血管病的发生相关联。血脂连蛋白水平在胰岛素抵抗状态、肥胖、2 型糖尿病、心血管病、高血压及代谢综合征时降低。

⇨ 小结

✦ 腹部（内）脂肪增加比皮下脂肪增加更危险，脂肪组织过去被认为是无作用的储藏仓库，但现在被认为是一个复杂且高度活跃的代谢和内分泌器官。

✦ 腹内肥胖病是发生心血管疾病及 2 型糖尿病的关键因素。

✦ 腰围是腹部肥胖病容易得到的临床指标，可提供有关糖尿病、高血压、血脂异常的信息。

✦ 腰围的测量：要求在最小呼吸时，在髂嵴的高点测量。

✦ 中国男性正常腰围应控制在 85 厘米以内，80~85 厘米为超重，85 厘米及以上为肥胖；女性的腰围应控制在 80 厘米以内，75~80 厘米为超重，80 厘米及以上为肥胖。[21-22]

四、肥胖与多种疾病相关

肥胖的人有发生多种严重疾病而导致健康恶化和早亡的风险。科学证明肥胖与 30 种以上的疾病有关，且至少与 15 种疾病有强烈关系。

1. 高血压

✦ 据报道 75% 以上的高血压直接由肥胖引起。

✦ 体重与年龄相联合是高血压最强的相关因素。

✦ 肥胖与高血压的关联见于所有社会阶层、年龄、种族和性别。

✦ 肥胖的 20 至 45 岁美国人发生高血压的危险是同龄非肥胖者的 5 至 6 倍。

2. 心血管疾病（CVD）

✦ 由于其对血脂水平的影响，肥胖增加 CVD 危险。

✦ 降低体重可使血甘油三酯、低密度脂蛋白水平降低，使血高密度脂蛋白水平增高，从而改善血脂水平。

✦ 体重减少 5% 至 10% 可减少总胆固醇。

✦ 肥胖对心血管健康的影响可从童年开始，童年肥胖会增加成年时发生 CVD 的危险。

✦ 肥胖是心脏病发作的主要危险因素。

3. 2 型糖尿病

✦ 据报道高达 90% 的 2 型糖尿病患者为超重或肥胖。

✦ 肥胖是人群糖尿病发生率最大的环境影响因素。

✦ 肥胖会增加胰岛素抵抗，使 2 型糖尿病的药物治疗疗效降低。

✦ 哪怕减重 5%，也可减轻高血糖。

4. 卒中

BMI 增加是缺血性卒中的独立危险因素，不受年龄和血压增加的影响。

5. 睡眠呼吸暂停

✦ 肥胖是阻塞性睡眠呼吸暂停最重要的危险因素。

✦ 病态肥胖患者发生阻塞性睡眠呼吸暂停的概率是一般人群的 12 至 30 倍。

✦ 至少有 60% 至 70% 的是阻塞性睡眠呼吸暂停患者肥胖的人。

6. 癌症

✦ 乳腺癌

绝经期后肥胖妇女发生乳腺癌的风险较高。

绝经期前超重妇女诊断为乳腺癌者比较低 BMI 乳腺癌患者寿命短。

男性患乳腺癌危险也随 BMI 增加而增加。

✦ 食道及胃贲门癌

肥胖与食道癌的发生强相关，其危险性随 BMI 增加而增高。

胃贲门癌的发病风险也与 BMI 增加有一定相关性。

✦ 结肠直肠癌

高 BMI、高热量摄入及低体力活动是结肠直肠癌的独立危险因素。

✦ 子宫内膜癌（EC）

肥胖妇女患 EC 的危险比较低 BMI 妇女多 3 至 4 倍。

肥胖且有糖尿病妇女患 EC 的危险比单纯肥胖的妇女增加 3 倍。

✦ 肾细胞癌

有证据发现肥胖与肾细胞癌相关联，尤其对女性更是如此。

7. 关节炎

✦ 骨关节炎（OA）

肥胖常伴发手、髋、脊椎及膝关节等部位的骨关节炎。

BMI ＞ 25，骨关节炎的发生率稳定增加。

适度减重 5 至 7 千克，可缓解症状并延缓膝关节炎的进展。

✦ 类风湿性关节炎（RA）

发现男女性类风湿性关节炎均与肥胖相关。

8. 慢性静脉功能不全（CVI）

CVI 倾向于发生在老年男性和肥胖者身上。

9. 深静脉血栓（DVT）

✦ 肥胖增加患 DVT 危险。

✦ 肥胖患者增加外科手术后继发 DVT 的危险。

10. 晚期肾病（ESRD）

✦ 有研究资料提示肥胖对肾病的开始或进展可能有直接或间接的影响。

11. 胆囊病

✦ 肥胖是胆囊病的预测因子。

✦ 肥胖是胆结石的危险因素。

✦ 超重和肥胖的人常有胆结石，肥胖者胆结石发病率达 30%，非肥胖者只有 10%。

12. 痛风

✦ 肥胖是导致痛风的原因。

✦ 肥胖与尿酸生成增加、排泄减少相关联。

13. 免疫功能受损

✦ 肥胖者机体对有害生物体的抵抗力减低。

✦ 肥胖患者体内破坏细菌和外来生物体的清道夫细胞的活性减弱。

14. 呼吸功能受损

✦ 肥胖与呼吸功能受损相关联。

✦ 肥胖增加呼吸阻力，可导致气喘。

✦ 随着 BMI 增加肺容量减少。

15. 胰腺炎

✦ 肥胖是急性胰腺炎后果的预测因子，肥胖的急性胰腺炎患者会比非肥胖者发生明显更多的并发症，包括呼吸衰竭。

✦ 严重的胰腺炎患者比轻型胰腺炎患者有更高的身体脂肪比例。

16. 外科并发症

✦ 肥胖是外科术后并发症的危险因素。

✦ 手术的肥胖患者比正常体重患者院内感染的发生率更高。

17. 创伤后感染

✦ 肥胖与创伤感染发生率增加相关联。

✦ 肥胖的烧伤患者发生肺炎和创伤感染的概率是非肥胖者的两倍。

18. 不育症

✦ 肥胖增加患若干生殖疾病的危险，对正常月经功能和生育功能有负面影响。

✦ 体重减少10%对改善月经周期以及妊娠率都有好处。

19. 肝病

✦ 据报道超重是发生酒精肝病包括肝硬化和急性肝炎的独立危险因素。

✦ 肥胖是非酒精性脂肪肝最常见的因素。

20. 妇产科并发症

✦ 严重肥胖的妇女月经紊乱发生率比正常体重者高3倍。

✦ 妊娠前高体重与妊娠期高血压、糖尿病、尿路感染、剖腹产和毒血症危险增加有关联。

✦ 肥胖与过期分娩、更长久分娩的发生率增加有关联。

✦ 肥胖妇女有更高的剖宫产、生产时失血、手术后伤口并发症的发生率。

✦ 与肥胖关联的产后并发症还包括宫内感染、尿路感染和尿失禁。

21. 日间嗜睡

✦ 肥胖的人常诉说日间贪睡和疲乏，这可能是运输行业事故的重要原因。

✦ 严重肥胖与日间嗜睡相关联。

22. 热病

✦ 肥胖是热损伤和热病的危险因素。

✦ 肥胖者对热的耐受性差。

23. 疼痛

✦ 肥胖的人常有躯体疼痛问题。

✦ 比起有其他慢性内科病的人，肥胖的人由于躯体疼痛可致更多的残疾。

✦ 肥胖与肌肉骨骼或关节相关的疼痛有关联。

✦ 脚后跟疼痛常与肥胖相关联。

24. 尿失禁

✦ 肥胖是妇女紧张性尿失禁的危险因素。

✦ 肥胖是若干妊娠和产后尿路症状的强危险因素，可在产后持续达 6 至 18 个月之久。

25. 出生缺陷

✦ 若干研究显示母亲的肥胖（BMI > 29）可使胎儿神经管缺陷（NTD）发生率增加。

✦ 有一项研究发现服用叶酸可减少妊娠前较高体重的影响，减少 NTD 危险。

26. 腕管综合征（CTS）

✦ 肥胖是 CTS 的危险因素。

✦ 有一项研究发现肥胖者 CTS 的发生率几乎比非肥胖者高 4 倍。

✦ 一项新近研究显示 70% CTS 患者超重或肥胖。

27. 其他相关疾病

文献提示腹部疝、黑棘皮症、内分泌异常、慢性低氧血症及高碳酸血症、抑郁症、胃食管反流、多毛症、下肢水肿、巨大乳房（导致疼痛、皮损、感染等）、巨大前腹壁（腹部脂膜炎，妨碍走路，穿衣困难）、肌肉骨骼疾病、前列腺癌等病均与肥胖有关。

综上所述，肥胖与各系统疾病相关，特别是与当今世界和中国心脑血管疾病和癌症两大致死疾病密切相关，所以，肥胖的人切不可对自己的肥胖等闲视之，应积极采取措施防治肥胖。

五、 肥胖："三高疾病"的祸根

超重和肥胖的人在我国越来越多。生活水平的提高，丰富多样的食品，普遍且频繁应酬的生活方式，膳食的西方化，高盐高脂高糖且富于饱和脂肪、胆固醇和细粮的"美食"与快餐代替了粗粮、蔬菜和水果的"粗茶淡饭"，科学健康知识的缺乏等都是重要的原因。过去许多人认为女人"富态"（肥胖）为有福，男人大肚皮（腹型肥胖）被誉为"将军肚"，表示有地位有福气，其实恰恰相反，肥胖不仅不是福，反而是显著减少预期寿命的祸害，尤其是对较年轻的成年人，它更是"三高疾病"重要祸根。

（1）肥胖是很多疾病重要的危险因素。减轻体重则可减少以下疾病的发生率：高血压、2型糖尿病、血脂异常、冠心病、脑卒中、骨关节炎、胆囊炎、睡眠呼吸暂停综合征（可引起严重的动脉低氧血症，增加心律失常的危险，增加高血压的危险，可能增加脑卒中的危险）及某些癌症，如子宫内膜癌、乳腺癌、前列腺癌、结肠癌等。

（2）肥胖的危险状态如下所示。

冠心病、2型糖尿病、睡眠呼吸暂停综合征：很高危。

具有心血管病危险因素（吸烟、高血压、低密度脂蛋白增高、高密度脂蛋白降低、糖耐量减退、心血管病家族史）3项或3项以上：高危。

具其他危险因素，如不进行体力活动，血甘油三酯增高（＞2.3 mmol/L）：危。

（3）肥胖是"三高疾病"的祸根：①研究显示男性腰围≥85 cm时，高血压患病率为42.6%；②超重导致的各类疾病发病率和死亡率危险与超重的程度成正比；③冠心病和脑卒中，尤其是缺血型脑卒中发病率，均随 BMI 增高而升高；④病态肥胖（即严重肥胖或极度肥胖）的人还常常不只罹患一种以上的疾病，寿命缩短，生活质量明显下降，还可能致残；⑤肥胖是顽固性高血压的重要原因，年龄和肥胖是未控制高血压的两个最强的危险因素，临床试验提示，顽固性高血压约累及 30% 的高血压患者，顽固性高血压患者具有较高的心血管危险，并常有多种健康问题合并出现。

六、　"将军肚"是祸不是福：警惕代谢综合征

中年男性"将军肚"也称"啤酒肚"，即腹型肥胖，这可以是饮啤酒造成的也可能并非饮啤酒造成，它的主要原因是吃得很多运动很少。此人群常在 40 多岁或 50 多岁时发生冠心病和 2 型糖尿病。有一种病称为代谢综合征，是多种代谢异常情况共同存在的一种病，这些异常包括：肥胖、血甘油三酯升高、血高密度脂蛋白降低、血压升高、血糖异常、微量蛋白尿，高尿酸血症等。其基本特征是过多的脂肪组织堆积在腰部，形成所谓的腹型肥胖，这些人有久坐不动的生活方式，是冠心病和糖尿病的高危患者。除了腹型肥胖，此病其他的主要成分是胰岛素抵抗，身体不能充分地处理血糖，肥胖与胰岛素抵抗相伴随，还导致许多其他代谢问题。肥胖、不活动、血脂异常、高血压、血糖升高，这其中任何一项都是心脑血管疾病的危险因素；危险因素越多，发生心脑血管病的危险就越高。

中国诊断代谢综合征的标准：

（1）超重或肥胖：体重指数≥25。（注：我国腹部肥胖的标准：男性腰围≥85 cm，女性腰围≥80 cm）

（2）高血糖：空腹血糖≥6.1 mmol/L（110 mg/dL）或糖负荷后血糖≥7.8 mmol/L（140 mg/dL），或已确诊为糖尿病并治疗者。

（3）高血压：收缩压/舒张压≥140/90 mmHg，或已确诊为高血压并治疗者。

（4）血脂紊乱：空腹血甘油三酯≥1.70 mmol/L（50 mg/dL）或空腹血 HDL-c：男性<0.9 mmol/L（35 mg/dL），女性<1.0 mmol/L（39 mg/dL）。

具有上述4项中有任意3项即可诊断。

治疗代谢综合征除了用药物治疗高血压、高脂血症及血糖异常，还要注意改善生活方式：要少吃，多活动，减轻体重。膳食中脂肪要少，主要宜为 w-3 脂肪酸（鱼）和单不饱和脂肪（橄榄油），强调水果（勿太甜）、蔬菜、全谷物、坚果、植物种子、豆科植物的摄入。代谢综合征的每一成分都是心脑血管疾病的危险因素，重要的是识别其早期症状并予以处理，当你发现身体超重并且脂肪开始堆积在你身体的中央，你就要特别注意改善生活方式，检查疾病，并在医生指导下对发现的疾病进行治疗了。

七、 过度肥胖可缩短寿命达 14 年

根据 *PLOS Medicine* 2014 年 7 月 8 日发表的分析，成人过度肥胖会增加由于癌症和许多其他原因包括心脏病、中风、糖尿病和肾、肝疾病而致早亡的危险。此研究汇集了从 3 个国家 20 项大型人群研究的资料，发现过度肥胖者比起正常体重者其寿命急剧减少。

文中提到：过度肥胖的发生率在上升，例如在美国，6% 的成人现分类为过度肥胖，其平均体重超出建议的正常体重范围 45 千克在此研究之前，很少有人知道过早死亡与过度肥胖的关联。

此 20 项研究分析的案例包括美国、瑞典和澳大利亚的数十万例成人，在排除了曾吸烟或有某种疾患史者之后，研究者发现在 3 级肥胖组，统计学分析提示死亡的多数原因是心脏病、癌症和糖尿病。寿命损失年从 BMI 40~44.9 者的 6.5 年增加至 BMI 55~59.9 者 13.7 年。

研究者指出，研究结果强调需要采取更有效的干预措施来防止日益增长的过度肥胖公共卫生问题。专家提出 3 级肥胖与日俱增，并可能会成为美国和世界其他国家患者早逝的重要原因。[23]

八、 减肥手术使肥胖者心梗危险减少一半

根据《国际心脏病学杂志》(*International Journal of Cardi-*

ology）发表的一项研究，做减肥手术以助其减轻体重的肥胖患者将使他们心肌梗死的危险减少一半。有专家学者复习了涉及 29000 多例做了减肥手术患者的 14 项研究的资料。结果显示比起未进行手术者，患者死亡率减少达 40%，特别是心梗减少了一半。这些发现提示在高危心脏病的肥胖患者应认真考虑手术。[24]

本书作者认为：此研究说明减肥可明显减少心梗风险高达 50%，说明肥胖的严重危害及减肥之重大作用，但减肥的根本方法仍是良好的生活方式，严格控制饮食和锻炼身体。

九、 治疗肥胖的办法

（1）肥胖的治疗方法包括治疗性的生活方式改变、药物治疗及外科手术。

✦ 治疗性的生活方式改变

饮食治疗：低热量及低脂饮食。

体力活动：体力活动少与肥胖显著相关，适度的运动可预防肥胖。

✦ 药物治疗

药物作用机制：抑制食欲，减少脂肪吸收。

✦ 外科方法

外科手术减体重是对过度肥胖患者的一种选择，可使大多数患者明显的维持减重 5 年以上，逆转糖尿病，控制高血压，明显改善运动能力，恢复生殖能力，改善总的生活质量。脂肪抽吸是用于整容的减重方式，但证据显示：移除腹部皮下脂肪而不移除内脏脂肪，对心脏代谢的危险参数影响很少。

（2）联合治疗的方针：施行低热量饮食，增加体力活动，进行行为治疗（比如纠正对进食和锻炼不正确的认识，认识肥胖带来的危害，自我监测进食和锻炼的情况，购买健康食品，杜绝高热量食物，限制进食的次数和地点等）是减轻体重最成功的方法。非药物治疗至少应进行6个月，才可考虑药物治疗，且不应单独进行药物治疗，药物治疗应与饮食控制、锻炼身体、行为改变相结合。

有学者研究60例超重的日本男性，平均年龄37岁，均有高血压，将之分为3组，每组各20人，各采取单独膳食控制、单独锻炼、膳食控制加锻炼的治疗方案。膳食组每天进食1200卡，锻炼组每天运动1小时以上，第3组以上两项均实行。研究之初，参加者平均体重指数（BMI）为27.5，平均脂肪堆积为37%，平均血压为153/101 mmHg。以后每2周测BMI、脂肪堆积情况和血压。12周后，膳食组平均BMI下降12%，运动组下降13%，膳食加锻炼组下降17%。膳食组平均脂肪堆积下降9%，锻炼组下降25%，膳食加锻炼组下降27%。膳食组平均血压下降至147/85 mmHg，锻炼组下降至143/93 mmHg，膳食加锻炼组下降至140/91 mmHg。24周之后，膳食组及膳食加锻炼组平均BMI进一步下降2%，锻炼组进一步下降4%。平均血压在膳食组降至141/93 mmHg，锻炼组降至137/87 mmHg，膳食加锻炼组降至135/86 mmHg。研究证明：联合锻炼和低热量膳食对降低 BMI 和血压是很有效的。每天 1200 卡的膳食或每天 1 小时的锻炼坚持 12 周后体重和血压即显著下降，如果联合两种方法则效果更明显。联合组的患者有三分之一未用药血压即降至正常范围。研究显示：锻炼加膳食控制降低体重和血压效果最好；单独锻炼比单独膳食控制好，运动能消耗脂肪，并且减少胰岛素水平，抑制过度活跃的交感神经系统和降低血压，增进心肺健康，改善血脂代谢，增加胰岛素敏感性，改善血糖控制，减轻体重，减少腹部脂肪。

附　录

一、　猝死的发生和预防

世界卫生组织（WHO）的猝死定义：平素身体健康或貌似健康的患者，在出乎意料的短时间内，因自然疾病而突然死亡即为猝死。

从发病到死亡多长时间认定为猝死？世界卫生组织认为是 6 小时之内。发病 1 小时内死亡者多为心源性猝死。

绝大部分的猝死患者是死于心脏停搏，我国每年有 180 万人死于猝死，平均每分钟有 3~4 人因猝死而死亡。国外文献报道 40% 的心搏骤停没有被发现或发生在睡眠中，70%~80% 心搏骤停是发生在家里。根据美国及我国资料，死于院外或家中者占 72%~80%。我国另有文献报道，87.7% 的猝死是发生在医院外。

猝死可分为两大类，即心源性猝死和非心源性猝死。心源性猝死分为两种类型，即心律失常型猝死和循环衰竭型猝死。

◆ 心源性猝死

心源性猝死指由于心脏原因导致的患者突然死亡。患者既往可以患有心脏病或无心脏病史，从发病到死亡的时间一般在瞬间至 1 小时之内。心源性猝死在所有猝死患者中占绝大多数，Framingham 大规模心脏研究显示，在全部猝死患者中，心源性猝死占 75%。其中最常见的病因是冠心病猝死，见于急性冠脉综合征（包括急性心肌梗死和不稳定心绞痛）。美国心脏协会研究指出：25% 左右的冠心病患者以心源性猝死为首发临床表现。国内文献指出：在心脏性猝死的患者中，80% 的成人死因与急性冠状动脉综合征有关。这类患者是死于急性心肌缺血。急性冠脉综合征发生后，突发的心肌缺血造成患者心脏的电活动紊乱，进而发生恶性心律失常（多为室颤），此时如果患者没有得到及时的心肺复苏或复苏失败，就会发生猝死。急性心肌缺血刚刚发病时最危险，急性心肌梗死第 1 小时内发生心室颤动的概率较 24 小时后高 25 倍。在因急性冠脉综合征死亡的患者中，绝大部分患者死于发病的第 1 个小时之内。从发作开始到死亡仅数秒或半小时以内者，多属心源性猝死。对于既往有心脏疾患的患者，若近期出现心绞痛、晕厥或严重的心律失常，应警惕猝死的发生。导致心源性猝死的其他心脏疾病有两类，一类是器质性心脏病，如心肌炎、心肌病、肺心病、风湿性心脏病、高血压性心脏病等；另一类是非器质性心脏病，即心肌离子通道缺陷性疾病造成的猝死。如 Brugada 综合征、Q-T 间期相关综合征（Q-T 间期延长及缩短等）、致心律失常性右室发育不良综合征、马凡氏综合征、儿茶酚胺敏感性多形性室速，还有某些心肌病等。这类患者大都属于基因缺陷造成的离子通道功能异常，多与家族遗传有关。这类患者的心脏没有形态和结构异常，只有用分子生物学的手段方能查出问题。

多数患者在 30 岁前后就因心源性猝死而结束了生命。一旦发生离子通道功能异常，离子无法正常出入心肌细胞，就可能促发恶性心律失常甚至心搏骤停，进而导致猝死。

◆ **非心源性猝死**

指患者因心脏以外原因的疾病导致的突然死亡，约占全部猝死的 25%。主要疾病包括呼吸系统疾病如肺梗死、支气管哮喘、急性脑血管病（如脑出血）、消化系统疾病如急性出血坏死性胰腺炎等。此外还有主动脉夹层、严重的电解质紊乱等。

冠心病猝死占全部心源性猝死的 90% 以上，因此预防猝死主要的目标是预防冠心病猝死。预防心源性猝死，须要防止冠脉斑块形成及破裂。动脉粥样斑块是存在于动脉血管壁上的脂肪团，一旦斑块破裂，在瞬间形成血栓，将冠脉的某分支堵塞，就会导致心脏突发缺血，即急性冠脉综合征。

预防方法：保证良好的生活方式，包括健康饮食、坚持运动、戒烟，必须认真预防和治疗"三高"疾病（高血压、高脂血症、糖尿病）及肥胖。通过上述措施，多能有效防止和延缓斑块的形成和发展。如果已患动脉粥样硬化、冠心病或其他上述心血管系统疾病，则应定期在医生指导下进行正规的治疗。防止斑块破裂主要是在保证良好生活方式的基础上，加用调脂药物，定期去医院检查。调脂药物主要是"他汀"类药物，如辛伐他汀、阿托伐他汀、瑞舒伐他汀等。这些药物可以起到稳定斑块，防止斑块破裂的作用，应在医生指导下应用。患者斑块破裂，发生了急性冠脉综合征，须要防止室颤发生。发病后患者要镇静及冷静。冠脉综合征发生时，患者的心肌严重缺血，此时任何增加心脏负担的因素如精神紧张、恐惧等，都可能加重病情，甚至诱发室颤。故保持冷静非常重要。就地休息，不要走动，采取卧位、半卧位及坐位等。立即拨打医疗急救电话呼叫救护车，并需要带除颤器的救护车，不要自己去医院，在没有心电和医生监护的情况下自己去医院很危险。

对于一些非药物的、介入的或手术的治疗方法，如冠状动脉血运重建（冠脉介入治疗、冠脉旁路移植术）、射频消融术、埋藏式心律转复除颤器（ICD）、心脏再同步化治疗（CRT），则应在具备条件的心血管专科由专家掌握和实施。

二、 心源性猝死之前有先兆症状

研究发现心源性猝死者常常在事前 1 个小时以上出现心脏病的症状，资料显示心源性猝死并不像措辞所说的那么突然，大多数患者在发生猝死前相当长的时间就出现了先兆症状。这些症状被误解、隐藏或否认。该研究收集了德国柏林的急症医疗系统的院外心源性猝死病例的资料，在 1 年期间 5831 例挽救任务中有 406 例涉及心搏停止，72% 心脏停搏发生在家中，67% 发生在有目击者状况下。所有患者的 80%（325 例）可获得事件发生之前的症状资料，274 例目击的心搏停止中只有 57 例有旁观者实施复苏，其中 13 例存活至出院。352 例患者可获得病史，在这些患者中的 106 例有由血管造影证实的冠心病史，而另外 127 例因有心绞痛或服用抗心绞痛药物提示有冠心病。约 10% 患者有高血压史。发生心搏停止前有 22% 的患者出现心绞痛，之前知道症状平均达 2 小时。其他常报告的症状为：呼吸困难、恶心 / 呕吐以及头晕或晕厥。

　　本研究的发现不支持大多数心源性猝死病例是发生于明显健康或至少很低危的人群的假说。本研究中未加选择人群的大多数有被证明的心脏病或者至少有冠心病的典型症状或有关危险因素，30% 的病例有经冠脉造影证实的冠心病史。大多数猝死发生于家中而不是可得到除颤器的公共场所，研究还显示有目击者的病例复苏率低。在那些有前驱症状的人中有 36% 在心源性猝死前有提示心绞痛的症状或服用心绞痛药物。余下的患者有高血压、糖尿病、吸烟或慢性阻塞性肺病的历史。22% 的患者有心绞痛平均呈现 120 分钟；15% 的患者有呼吸困难，平均呈现 30 分钟；7% 的患者出现恶心或呕吐，平均 120 分钟；5% 的患者出现头晕或晕厥，平均 10 分钟；6% 的患者出现其他症状，平均 60 分钟。25% 有目击者的患者在心源性猝死前没有主诉。在家的患者在发生心源性猝死前耐受其症状比发生在公共场所者要长得多。大多数心源性猝死发作在公寓或住宅，由旁观者复苏的比率低，且获除颤器的时间更长，当心脏停搏发生在急救服务能更快到达的公共场所时患者更可能存活。

　　这些发现提示了教育公众、患者和亲属认识并及时处理心脏病症状对避免猝死发生的重要性。

　　这些资料也强调了心肺复苏训练的重要性。

三、 中国 10 年内重症心肌梗死住院率提高 4 倍

根据 *The Lancet* 发表的研究结果，中国 2001 至 2011 年间 ST 段抬高心肌梗死（STEMI）的住院率提高 4 倍。此由政府提供资助的研究，评价了中国 162 家医院 13815 例因 STEMI 住院患者的医疗档案、医疗流程和结果。研究显示，2001 年每 10 万人口因 STEMI 住院的有约 3.7 人，而 2011 年该数据达到 15.8 人。尽管整体治疗强度、手术应用和检测与日俱增，但在此研究期间，STEMI 患者的死亡率却没有减少。

研究所观察到的日益增长的住院率可能与心梗的发生率日益增加有关，也可能与由于改善的入院通道有关，还可能是以上两个因素共同造成。

此外，分析显示在过去 10 年，尽管医疗护理的质量不断改善，但还存留有很大的提升空间；尽管心肌梗死的一些高效治疗方法如阿司匹林、氯吡格雷和他汀类药物的应用在过去 10 年不断增长，但其他已知可减少 STEMI 患者死亡率的治疗，如像 β 受体阻滞剂和血管紧张素转换酶抑制剂（ACEI）依然未充分使用，只有一半的再灌注治疗理想人选接受了治疗，此比例并未随时间得到改善。[26-27]

通过上述研究的结果来看：我国在这 10 年期间 STEMI 住院患者增加，这些患者的并发症以及检测和治疗的强度均增加。有些治疗的医护质量有所改善，但与发达国家水平仍有较大差距，而且住院死亡率没有减少。中国需要全国性的努力来改善医疗护理

和 STEMI 患者的治疗效果。

医疗护理的最终目的是要拯救生命，延长生命，提高生命质量，所以充分关注、调查研究并努力追求和提高治愈率、生存率，减少死亡率是至关重要的。因此，努力提高医疗护理质量非常必要也非常重要。住 CCU 监护病房、冠脉造影、药物治疗、安装支架等，这些都是治疗心梗的有效手段，但仅有这些是不够的，对任何急性心肌梗死病人，都需要严密细致的观察，及时、精心、正确的治疗和护理，这样才能取得最佳的治疗效果，提高生存率，减少死亡率。据报道，我国的心肌梗死患者院内死亡率 10 年间波动在 10.0%~13.0%，欧美发达国家急性心肌梗死的院内死亡率已经下降到 5% 以下。

我国经济近年来的迅猛发展令世界瞩目，而心脑血管病、高血压、糖尿病、高脂血症、肥胖等健康问题却日益增多，为国家和人民带来极其沉重的经济负担，对国民健康造成极大的损害。我们不仅要努力提高医疗护理质量，减少这些疾病的死亡率，各级单位及相关组织更要采取一切可利用的措施和方法来帮助人们预防这些疾病，减少其发生率。

医疗救治水平的高低不是看用了多少先进仪器和先进技术，而是要看治疗的效果——死亡率、存活率、康复率、治愈率。当今救治急性心肌梗死的先进技术和诊治费用远比二三十年前多出很多倍，但死亡率却并未明显降低。医疗护理质量的问题究竟在哪里？怎样提高医疗护理质量？这是很值得学界调查研究的问题。

四、 肉类消耗量与死亡率——欧洲癌与营养前瞻性调研结果

富于肉类的膳食有营养方面的好处，但更有一些不利作用：肉类膳食中含大量的胆固醇、饱和脂肪酸以及铁，其中胆固醇和饱和脂肪酸是冠心病的危险因素，铁则在胃肠道内形成 N– 亚硝基化合物可致结肠癌。

2013 年有研究调查了红肉、加工肉及禽肉消耗量与早亡危险间的关联，448568 例 35 至 69 岁男、女性，基线时没有常见的癌症、中风或心肌梗死，并有饮食、吸烟、体力活动及体重指数的完整资料。在校正了计算错误后，结果表明加工肉类消耗量与全因死亡率之间呈正相关，红肉消耗量与全国死亡率的相关性较加工肉弱，禽肉消耗量与全国死亡率不相关。如果此研究的全部参与者加工肉类的消耗量少于 20 克 / 日，可能减少 3.3% 的死亡率。[28]

五、 医生的语言：双刃剑

医生的语言既能治病，又能致病，故为双刃剑。古语"良言一句三冬暖，恶语伤人六月寒""病从口入，祸从口出"都是至理名言。可见说话说得好不好，说得对不对是非常重要的事。现代医学诊断学的第一个内容就是问诊，学生要学会如何仔细地询问病史，包括现病史、过去史、家族史、生活史等。中医的诊断过

程是望闻问切，医生不仅要察言观色，闻气味，切脉，而且要询问病情。总之，诊病就要说话，说有助于诊断治疗的话。所以，医生和病人说话是诊疗过程中很重要的内容，是医生每天诊疗过程中非常重要的事。

（一）医生的亲切语言是重要的治疗方法

对于任何疾病，"话疗"都是十分重要和必要的。20 世纪中国西医内科学泰斗张孝骞（北京协和医院原内科主任，新中国最早的学部委员，他的头像印在中国邮票上）。他对待每个病人都认真仔细地询问病史进行体格检查，孜孜不倦，刻苦钻研，诊断治疗了无数疑难重症；对于写信求医的人，他都亲自回信。他说：我亲笔回答了人家，对病人心理上是一个安慰。他说他对病人像"如履薄冰，如临深渊"，他把"戒、慎，恐、惧"四个字作为自己的座右铭，他说："病人把全部生命都交给了我们，我们怎能不感到恐惧呢？怎能不用戒骄戒躁、谦虚谨慎的态度对待呢？"他说："医生早到一分钟，病人就可能活，医生晚到一分钟，病人就可能死"。他说："临床医学最大的特点就是一刻也不能脱离实践，不能离开病人。要深入到病人中去，而不是单纯地把工夫用在书本上。""怎样采取病史，观察病人，进行系统而细致的检查，这是临床医学很重要的组成部分。"张孝骞是卓越的临床医学家，要达到他那样的高度是很不容易的。但我深信，任何时代任何国度都须要有那样的品德、那样的作风、那样艰苦卓绝的精神来铸造一个好医生，任何一个好的医生，都须修炼自己对病人的语言，也就是"话疗"的功夫。

（二）医生的不良语言不治病，甚至可加重或引起疾病

以下病例为笔者近年遇到的真实案例，供广大读者探讨。

例1：女71岁，儿子从数千里之遥的西藏高原陪送来。主诉：有时胸部闷痛10多年，加重2年。2个月前一次外出活动1小时多后，突发胸痛，气紧，张口呼吸。9月到本市某院住院10天。患者儿子说："入院时主治医生看过一次，做了冠脉造影，结果为左右冠状动脉均未见明显狭窄，以后就再也没见过这位主治医生，每天只有一个年轻学生早晨来看一下"。患者儿子还说："我们这么远来看病太不容易了，我们非常无助"。体检：一般情况尚好，肥胖（按身高减105计算，超重14.5 kg），血压120/70 mmHg，心界无扩大，心率72次/分，心律整齐，肺（-），腹部检查肝脾未扪及，双下肢胫前及足有明显凹陷性水肿。血、尿常规、肝功及血糖正常，血肌酐、尿素氮正常，血胱抑素C稍增高，血总胆固醇5.6 mmol/L，血甘油三酯0.81 mmol/L，血TSH促甲状腺激素7.96 mU/L，明显升高（正常值0.27~4.2 mU/L）；心电图及心脏超声未见异常，颈部超声示颈动脉增厚。患者儿子曾问医生TSH为何升高？答："这没问题，年龄这么大了，不用治疗"，问腿肿原因，答："我们也没办法，也许是高原地方患这些病，建议住到低海拔的地方"。后经仔细询问病史，患者为一虔诚佛教徒，每天午饭后即坐着念经，一直念到凌晨2~3点，腿肿很可能与她长期久坐不动的习惯有关。且不讨论这个病人的诊断，上述医生说的话合适吗？可笑吗？

例2：女，60岁，高血压3年，因有时胸痛1年多来就诊，

心电图示陈旧性心肌梗死，在外地医院诊断心衰，一直服用托拉塞米、螺内酯、曲美他嗪、波依定。血压 75/48 mmHg，心率 84 次 / 分。患者曾到两家医院要求住院治疗，都说："做手术才住院，不做手术不住院"。对于这样低血压的重症病人，这样的住院原则和语言合适吗？

例 3：女，27 岁，妊娠 2 个月，因发现室性期前收缩来就诊。某院产科病历上竟这样写道："告知患者此次妊娠风险极高，随时可能发生心律失常，有心衰猝死风险，建议立即心内科就诊"。医生这样的语言徒自给患者增加许多精神负担，很不妥当。

例 4：女，63 岁，农民，5 个家属陪伴来就诊。主诉：阵阵心悸半年，多发生在和老伴生气争吵之后，走快后心累气紧。体检：肥胖（超重 10 kg），无气紧发绀，血压 153/81 mmHg，心界不大，心率 66 次 / 分，心律整齐，呼吸 16 次 / 分，肺及腹部未见异常，双下肢不肿。某市医院胸部 X 线诊断为肺间质性纤维化，医生说："这个病没法治，肺没得功能了，只有在家养，没得药治"。诊断是否正确不论，即便是这种病，也不能这样跟病人说啊！

上述情况至少折射出很多问题：医生临床基本功被遗忘，三言两语打发病人，不问病史，不查体；医生基本的训练和知识贫乏……我国经济迅猛发展，大小医院都争相引进先进设备和技术，却不注意人文建设。国家投入了大量资金用于医疗卫生事业，但是医疗资源使用十分不当，浪费极多。人民生活水平提高，大量城乡居民拥向大城市的大医院求医，有的大医院门诊每天要接纳1~2万名患者，门诊大楼像春节火车站一般拥挤，医生不得不几分钟看个病人。这些问题既严峻又复杂，很需要深入调查研究，在改革过程中逐步加以解决。说到底，医生说话怎样，不只是个说话的事，而和上述诸多原因有关。

六、 做一个好医生

我从"华西"毕业后至今已工作了60年，这60年先后在华西医院、北京协和医院、洛阳医学院、洛阳高等医学专科学校附属医院（现在的河南科技大学第一附属医院）当医生，教授医学生。我很喜欢朝气蓬勃的年轻人，记得在协和医院做内科总住院医生时，晚上带实习生查房，那时协和医院非常严格，院长亲自到上海医学院挑选的毕业生，到了协和后还得重新做一年实习生。在洛阳时，我除了上午查房，晚上值班时二医大的实习生跟着我从6点一直查房到10点，一些勤快好学的学生白天值了班，晚上也跟着来查房。病房病人的心电图我要求实习生自己出报告，我告诉他们"实践出真知"的道理，并要求他们多看病人，多做事。回华西后我常对学生说：你的目标是什么哩？是当教授？是出国留学？我说都不是，目标应该是要当一个好医生。好医生的定义是什么？就是要很好地为病人解决问题，当教授、出国留学都不很难，但当一个好医生却很不易。这个目标对有些人来说似乎太渺小了，甚至觉得太不值得。但我却不这样认为，我认为这是很不容易做到的，是一个医生终生追求而都不见得圆满完成的。华西医科大学医学系第1个英语班（80级）的一名学生TR，她是一个十分优秀的医学生，我教过她内科学和诊断学（英语班，心血管部分），并带过她半年的内科见习。一次内科见习我带她和其他学生看一个结肠癌术后腹腔及肝转移的晚期病人，患者黄疸，肝结节样肿大、硬、压痛，腹水，全身皮下有散在的转移的硬结节。一般来说，对这样一个危重的病人，是不便带学生见习的。但我事先详细关心和了解了病人的情况，并征得患者和家属的同意后，带他们全组去看了这个病人，告诉学生们他病的经过，并让他们轻轻触摸了病人病变的部位，并讲解了从这个病案应该吸取的经验教训。还要求他们继续关心和随访这些看过的病人。过了一段时间以后，一位手捧鲜花的人来到门诊诊室，对我说："那位肝转移的病人已经去世，但病人和家属都很感谢你和你的学生T医生。"这说明TR以后还多次去看望过他，我很感动。在这位患者身上不能说我们为他解决了多少问题，但一个医生的真诚和服务精神对一个垂危的病人是莫大的安慰。1985年12月内科出科考试，TR的总分97.5分，平时成绩100分，她后来以优异的成绩取得"推荐研究生"资格，报考了我的研究生，当时我还是个副教授，不是正教授，更不是主任、院长，我录取了她。在她读研究生期间，我让我的3位研究生共同翻译了一本心脏病药物学专著，她翻译得最好，字迹工整，绘图精致，我常拿给以后班级的学生示范。在她第二年研究生时，有一个十分难得的机会，全国13个重点医学院校每校分得一名出国深造的名额，在职和在读的青年医生都可以报考，我推荐了她。推荐留学的导师意见我是这样写的：学习勤奋刻苦，工作细致认真，思维敏捷，记忆力强，具有强烈的事业心和突出的学习能力，喜爱自己的专业，对病人认真负责，中英文的基础均好，作风严谨，成绩优秀，是一名具有远大发展前程的学生。我鼓励她下决心考第一名，结果她果然取得第一名成绩。后来她到欧洲留学，在留学期间取得了很好的科研成果，多次参加国际性学术会议交流，取得博士学位后就到了哈佛。她告诉我她在美国已取得医师执照，但她热爱自己多年从事的研究工作，她没有选择在美国做有更高收入的临床医生，而是不断深入她的研究。她母亲告诉我她从小就爱读书，生活很有目标和计划，并且很沉着，从不张扬。出国留学的事，她一直没告诉爸妈，直到已经确定了，她才回家"报告两个好消息"：关于出国的事和英语演讲比赛得了第 1 名。从以上点滴事情我们可以看到一个优秀的医生或医学工作者所具备的优良品质：勤奋，刻苦，踏实，认真，深入实践，不懈攀登。她没有把金钱和享受作为自己人生的第一追求。我为我们华西有这样的学生感到骄傲。我深信她今后会取得更加巨大的成就。TR 于 2009 年离开哈佛到美国华盛顿大学医学院，创建了线粒体代谢中心，成为该中心主任、终身教授。该中心为跨学科跨院系的一个前沿科学中心，该中心下设 7 个试验室，有 30 多位各国的科学家在那里工作。她多次获得美国心脏协会颁发的卓越成就奖，包括基础科学杰出成就奖、有成就科学家奖。2017 年 TR 博士在美国首都华盛顿被授予美国医学和生物工程院院士，这是美国医学和生物工程技术领域的最高学术荣誉。

其他还有许多优秀的学生，记得有一年9月1日开学，80级英语班的学生到内科实习、接班，9月2日早晨我查房，学生YW在简短的时间里用英语报告她管的一位风湿性心脏病多次住院的危重病人，对病人历次住院的病情包括各种检查和化验报告得一清二楚，给我很深的印象，说明她接班后认真用功详细了解和熟悉了自己的病人，我非常欣赏这样的学生，曾动员她考我的研究生，但她想当儿科医生，后来她成为儿科研究生。我教过的英语班和七年制的学生都很勤奋，记得在炎热的夏季，下午两点钟上见习课，他们总是早早地就来到示教室。他们中不少以后成长为优秀的医生、教授和学科带头人。

世上有许许多多形形色色的医生，要做一个怎样的医生哩？一个很会赚钱的医生？一个很有名誉地位的医生？一个最权威的医生？一个技术高超的医生？还是一个为病人所信赖的好医生？毫无疑问，我们的国家、我们的人民都非常需要技术高超的医生，非常需要真正的医学权威，而且越多越好。但是技术高超的医生和医学权威还得是个好医生。医生是个十分辛苦的职业，是个高知识、高技能（没有任何其他专业有五年制、六年制、七年制甚至八年制的学业）、高工作压力（他的工作可以昼夜不停，没有恒定的吃饭睡觉时间）、高风险（病人的生命在他手中）的职业，是一个崇高的职业，这个职业本身是受人尊敬的，因此医生希望有名誉地位，这无可厚非，他们也须要挣钱，挣与他们辛劳、技能、工作质量相当的钱。不过，当医生永远要有一个道德底线，那就是：名誉地位和金钱得"取之有道"，要以病人利益为重，不要损害病人的利益。这样才能是个好医生。所谓"好"，是要有好的品格，有精益求精的知识和技能，落实在尽可能解决好病人的疾苦上，并能够得到病人高度的信赖。做一个"好医生"是很不容易的，是一个诚心做"好医生"的医生终生追求却也不见得满意达到的，我们要学习著名医学家张孝骞行医"如履薄冰，如临深渊"那样细致认真地对待每一个病人，而不是不闻不问，不再"望扪叩听"，几分钟应付病人。

参考文献

[1] Rajeev K. Pathak, Melissa E. Middeldorp, Dennis H. Lau,et al.Lifestyle the Key to Gap in Atrial Fibrillation Outcome. *Journal of the American College of Cardiology*, 2014; 64 (21): 2222.

[2] Perrter Kokkinos. Dietary influences on blood pressure: The effect of the Mediterranean diet on the prevalence of hypertension. J Clin Hypertens. 2005; 7(3): 165–170.

[3] Science News: Eating Mediterranean, DASH–Style diets Lowers First–Time Stroke Risk. SOURCE: American Heart Association/American Stroke Association. ScienceDaily, 2014, 29 October.

[4] Saneei P, Saadatnia M, Shakeri F, et al. A case–control study on red meat consumption and risk of stroke among a group of Iranian adults。Public Health Nutr. 2015 Apr; 18(6): 1084–90.

[5] Dudenbostel T, Calhoun D .Use of Aldosterone Antagonists for Treatment of Uncontrolled Resistant Hypertension. American Journal of Hypertension 2017, 30 (2): 103–109.

[6] Waeber B, Feihl F.Hypertension. Effects of antihypertensive therapy on cognitive functions.Revue Médicale Suisse (Jan 2013) 9 (369),

108-110.

[7] Lisa Nainggolan, Charles P. Vega. Wolves in Sheep's Clothing: Don't Ignore White-Coat and Masked Hypertension. Heartwire CME. 2009.

[8] Giuseppe Mancia. Long-Term Risk of Sustained Hypertension in White-Coat or Masked Hypertension. *Hypertension.* 2009; 54: 226.

[9] Willem J, Peter W. Masked hypertension, a review of the literature. Blood Pressure Monitoring. 2007, 12(4): 267.

[10] Willem J. Verberk Theo Thien, Abraham A. Kroon, et al., Prevalence and Persistence of Masked Hypertension in Treated Hypertensive Patients.American Journal of Hypertension. 2007, 20(12): 1258-1265.

[11] David Spence. Editorial Commentaries. White-Coat Hypertension Is Hypertension. Hypertension. 2008; 51:1272.

[12] Anthony J. Brown. Masked Hypertension Linked to Target Organ Damage. *Am J Hypertens* 2008; 21: 393-399.

[13] Willem Verberk, Abraham A. Kroon, Peter W, et al. Masked Hypertension and White-Coat Hypertension Prognosis. Journal of the American College of Cardiology. May 2006. 47: 10: 206.

[14] 中国高血压防治指南修订委员会 . 中国高血压防治指南 (2010 年修订版)。中国高血压杂志。2011，VOL19，NO8；710.

[15] Valdiviezo C, Martin L, Panjrath G. The lower the achieved blood pressure goal the better. Current Opinion in Cardiology. Jul 2015.

30 (4), 378–82.

［16］Aram V. Chobanian, Time to Reassess Blood–Pressure Goals. N Engl J Med. November. 2015; 373:2093–2095.

［17］Mary E. Tinetti, Ling Han, David S. H. Lee, et al.Antihypertensive Medications and Serious Fall Injuries in a Nationally Representative Sample of Older Adults. *JAMA Intern Med. 2014; 174(4):588-595.*

［18］Ricci F, De Caterina R, Fedorowski A. Orthostatic Hypotension: Epidemiology, Prognosis, and Treatment; Journal of the American College of Cardiology (JACC) Aug, 2015. 66 (7), 848–60.

［19］Di Stefano C, Milazzo V, Totaro S, et al.Orthostatic hypotension in a cohort of hypertensive patients referring to a hypertension clinic. Journal of Human Hypertension. Jan 2015. 29, 599–603.

［20］罗雪琚编著《高血压病的监测与诊治》. 人民卫生出版社。2004, 1~9, 73~91.

［21］Lecture by Stephen N. Davis. the Role of the Endocannabinoid System and Intra–abdominal Adiposity in Cardiometabolic Risk. one of Related articles: Intra–Abdominal Adiposity: A Key Component in Cardiometabolic Risk. From Mrdscape. 2008.

［22］Aronne LJ, Pagotto U, Foster GD, Davis SN. The endocannabinoid system as a target for obesity treatment. Clin Cornerstone. 2008;9(1):52–64; discussion 65–6.

［23］Cari M. Kitahara, Alan J. Flint,Amy Berrington de Gonzalez, et al. Association between Class III Obesity (BMI of 40–59kg/m^2) and

Mortality: A Pooled Analysis of 20 Prospective Studies. *PLOS Medicine..* Published: July 8, 2014. https://doi.org/10.1371/journal.pmed.1001673.

［24］panelChun ShingKwok, AshishPradhan,, Muhammad A.Khan.. et al. Bariatric surgery and its impact on cardiovascular disease and mortality: A systematic review and meta-analysis.. .International Journal of Cardiology.Volume 173, Issue 1, 15 April 2014, Pages 20-28.

［25］Sudden Cardiac Death Preceded by Warning Signs. Harv Heart Lett. 2006 Dec;17(4):1-2［No authors listed］.

［26］Rate of Hospitalisation for Severe Myocardial Infarction in China Quadruples in Ten Years。The Lancet . PUBLIC RELEASE June 23, 2014.。The Lancet, Early Online Publication, 24 June 2014. (No authors listed).

［27］Li J, Li X, Wang Q, Hu S.et al.ST-segment elevation myocardial infarction in China from2001to2011(theChina PEACE-Retrospective Acute Myocardial Infarction Study): a retrospective analysis of hospital data. Lancet. 2015 Jan 31; 385(9966): 441-51.

［28］Eugenio Greco，S. Rohrmann. Meat consumption and mortality-results from the European Prospective Investigation into Cancer and Nutrition. *BMC Med 2013; 11: 63.*

后　记

　　10多年前一位40多岁的患者（房地产公司老板），"三高"并有冠心病。我问他："你工作很忙吧？"他说："不忙不忙，我每天只需到公司工作半小时就没事了。"我问："那你其他时间干什么哩？"答："休闲呗，比如洗足房洗足……"我说："那你的消费很大啊！"他说："那不是问题，我的生存价值允许我每天消费上万元。"他这个"生存价值"的回答给我留下极深刻的印象，至今记忆犹新，我当时没说什么，但我心想：你的病都威胁着你的生存了，还谈何生存价值？不过，这个所谓的"生存价值"，还真值得讨论。当今社会可能有许多人认为：有很多的钱，能够有很多很舒服的物质享受就是人的"生存价值"。果真是这样吗？不尽然吧！首先说"生存"，要健康地活着才能"生存"呵！不是吗？如果40多岁就一身的病，不审视和改进自己的生活方式，就可能活不了多久了，或者带着疾病痛苦地活着，怎么"生存"啊？所以，人首先要健康地活着才能"生存"得好。如何健康地活着，已如本书所述。再说"价值"，价值似乎有两个层面：经济的，物质的，社会的，精神的，金钱代表前者，文明代表后者。我们的国家我们的人民既需要富裕的物质生活，也需要高尚文明的精神风范。所以，不能认为只要有钱或钱多就有价值，道德败坏，损害国家、社会和人民利益的人就没有价值。